EXTRAIT DES LOIS NOUVELLES
REVUE BI-MENSUELLE DE LÉGISLATION ET DE JURISPRUDENCE
ÉMILE SCHAFFHAUSER, Directeur

LES MÉDECINS
ET LA
LOI DU 30 NOVEMBRE 1892

Étude historique et juridique sur l'Organisation de la Profession médicale et sur ses conditions d'exercice

PAR

R. ROLAND
Docteur en Droit
Avoué près le Tribunal civil de Gray
Rédacteur en chef du *Recueil périodique de Procédure*, l'un des rédacteurs des *Pandectes Françaises* et du *Répertoire encyclopédique du Droit français*
Membre correspondant de l'Académie de Législation
Auteur de : *Les Médecins et la Loi du 19 ventôse an XI*

AVEC UNE LETTRE-PRÉFACE
PAR
M. Le Dr CHEVANDIER
Sénateur, Ancien Député
Rapporteur du projet de loi à la Chambre

« Votre commission s'est trop souvent inspirée des travaux de M. Roland, pour qu'elle les passe sous silence.

(*Extrait du rapport déposé à la Chambre des Députés le 11 juin 1885.*

2e ÉDITION contenant : 1° Le texte des décrets, arrêtés et circulaires publiés en exécution de la loi du 30 novembre 1892
2° Le texte de la loi du 15 juillet 1893 sur l'assistance médicale gratuite

PARIS

AUX BUREAUX
DES
LOIS NOUVELLES
61, rue du Faubourg-Montmartre, 61

MARCHAL ET BILLARD
Éditeurs, Libraires de la Cour de Cassation
27, place Dauphine et rue Soufflot, 7

1893

RÉDACTION & ADMINISTRATION
61, rue du Faubourg-Montmartre, Paris
1893

LES LOIS NOUVELLES

REVUE DE LÉGISLATION & DE JURISPRUDENCE

ET

REVUE DES TRAVAUX LÉGISLATIFS

PARAISSANT

LE 1er ET LE 15 DE CHAQUE MOIS

RÉDACTEUR EN CHEF
EMILE SCHAFFHAUSER
DOCTEUR EN DROIT
RÉDACTEUR EN CHEF
Du Répertoire encyclopédique du Droit français

Les **LOIS NOUVELLES** comprennent quatre parties, formant des fascicules séparés, chacun avec pagination spéciale.

La **1re Partie**, intitulée **Revue de Législation** comprend le commentaire de toutes les Lois Nouvelles présentant un intérêt juridique.

La Rédaction des LOIS NOUVELLES prend l'engagement formel de publier, dès leur promulgation, le commentaire de toutes les Lois importantes.

La **2e Partie**, intitulée **Revue de Jurisprudence**, enregistre toutes les décisions judiciaires relatives aux nouveaux textes législatifs, et complète ainsi la 1re partie.

La **3e Partie**, intitulée **Lois et Décrets**, renferme non seulement tous les textes d'intérêt général, mais encore les circulaires ministérielles relatives à leur application, et se trouve être ainsi **le supplément le plus complet de tous les codes.**

La **4e Partie**, intitulée **Revue des Travaux législatifs**, comprend *la quinzaine parlementaire relatant les travaux des deux chambres et en outre un tableau des travaux législatifs.*

Les commentaires publiés par les LOIS NOUVELLES comprennent l'exposé de la législation et de la jurisprudence antérieures à la nouvelle loi, l'exposé des travaux législatifs, et enfin l'examen critique de toutes les difficultés auxquelles pourra donner lieu l'interprétation de la loi.

ABONNEMENT ANNUEL :

Paris et Départements : **15** fr. — Etranger : **18** fr.

LES MÉDECINS

ET

LA LOI DU 30 NOVEMBRE 1892

TOURS, IMP. E. MAZEREAU. — E. SOUDÉE, SUCCESSEUR.

EXTRAIT
DES LOIS NOUVELLES
REVUE BI-MENSUELLE DE LÉGISLATION ET DE JURISPRUDENCE
ÉMILE SCHAFFHAUSER, Directeur

LES MÉDECINS

ET LA

LOI DU 30 NOVEMBRE 1892

ÉTUDE HISTORIQUE ET JURIDIQUE
Sur l'Organisation
de la Profession médicale et sur ses conditions d'exercice

PAR

R. ROLAND

Docteur en Droit
Avoué près le Tribunal civil de Gray
Rédacteur en chef du *Recueil périodique de Procédure*
Membre correspondant de l'Académie de Législation
Auteur de : *Les Médecins et la loi du 19 ventôse an XI*

AVEC UNE LETTRE-PRÉFACE

PAR

M. Le Dr CHEVANDIER
Ancien Député
Sénateur de la Drôme
Rapporteur du projet de loi à la Chambre des Députés

« Votre commission s'est trop souvent inspirée des travaux de M. Roland, pour qu'elle les passe sous silence. »

(*Extrait du rapport déposé à la Chambre des Députés le 11 juin 1885*).

PARIS

AUX BUREAUX DES LOIS NOUVELLES
61, rue du Faubourg-Montmartre, 61

MARCHAL ET BILLARD
ÉDITEURS
Libraires de la Cour de Cassation
27, rue Dauphine, 27

1893

LETTRE-PRÉFACE[1]

A MONSIEUR ROLAND,

Docteur en Droit, avoué à Gray.

MONSIEUR,

Vous voulez bien me communiquer votre intention de publier quelques commentaires sur la nouvelle loi réglant l'exercice de la médecine en France ; vous me faites même l'honneur de me demander une sorte de préface pour votre ouvrage.

Bien que je n'en connaisse pas l'étendue, permettez-moi de vous offrir une simple lettre qui mette votre lecteur au courant des difficultés que la proposition initiale a eu à surmonter, des lacunes qui s'y rencontrent et des desiderata qu'elle suggère.

Nous venions de recevoir depuis quelques jours à peine cette lettre-préface de M. le docteur Chevandier, lorsque nous avons brusquement appris son décès. La mort qui le frappe en pleine vigueur physique et intellectuelle est une perte considérable pour le parlement tout entier qui avait pu apprécier pendant vingt années ses grandes qualités morales, la sûreté de son juge-

Je tiens en effet, monsieur, à vous témoigner ma reconnaissance pour les observations que vous avez bien voulu me soumettre au cours de la longue élaboration de ce projet de loi. Vous avez ainsi prévenu mon désir et apporté votre contingent aux critiques que je n'ai cessé de solliciter et d'accueillir avec gratitude.

A ce compte, si la procédure parlementaire a mis ma patience à une dure épreuve, les longs délais subis m'ont valu des avis, des aperçus qui ont aidé, dans leur étude, les diverses commissions appelées à délibérer sur mes propositions.

En sorte que ceux-là sont nombreux qui pourraient revendiquer leur part dans l'œuvre sortie enfin des délibérations de la Chambre des députés et du Sénat.

Mais nul n'est plus autorisé que vous à donner des commentaires précis sur la loi qui s'est substituée à celle du 19 ventôse an XI sur l'exercice de la médecine. Votre science du droit et votre sincérité sont pour les auteurs de la loi une sérieuse garantie des interprétations que vous donnerez de son texte.

La loi de l'an XI, presque centenaire, ne répondait plus aux besoins de notre époque. Les règlements qui s'étaient greffés sur elle formaient autour du vieux tronc vermoulu un ensemble si touffu qu'il était difficile encore d'en faire une juste application.

L'officiat de santé, bien qu'il eût acquis une valeur scientifique

---

ment, sa persévérance au travail : mais elle sera sensible surtout au corps médical dont il avait si victorieusement pris en mains les intérêts.

Cette loi de 1892 qui est bien son œuvre, il n'aura pas la satisfaction d'en suivre le mécanisme appliqué. Il a eu du moins celle d'encourager un de ses modestes commentateurs. Nous avons eu l'honneur d'être pendant dix ans en relations suivies avec lui au sujet de cette réforme législative qui tenait tant de place dans ses préoccupations; aussi ressentons-nous d'autant plus vivement sa perte que sa bienveillance à notre égard était plus grande.

Nous offrons à la famille de M. le sénateur Chevandier l'expression de nos respectueuses sympathies.

R.

très considérable, était resté sous les restrictions professionnelles humiliantes et injustes. Rapproché du doctorat à ce point qu'il n'en était plus séparé que par les études littéraires exigées des docteurs, l'officiat dépérissait cependant au fur et à mesure qu'augmentait le contingent des connaissances exigées pour l'obtenir.

Rien n'avait pu le relever de sa déconsidération originelle. Aussi le mieux était-il, à notre avis, que le doctorat prît à son bord les officiers de santé et laissât sombrer leur esquif désemparé. Ce que la chambre des pairs avait jugé bon de faire en 1847, a été enfin accompli à la fin de cette année 1892.

La proposition de loi inspirée de celle de M. le ministre de Salvandy, avait été déposée sur le bureau de la Chambre des députés le 6 novembre 1883.

Depuis, frappée deux fois de caducité en 1883 et en 1889, reprise pour la troisième fois et présentée de nouveau au début de la législature actuelle dans la séance du 25 novembre 1889, elle trouva un constant appui dans les bureaux de la Chambre des députés, qui, par trois fois, nommèrent des commissaires favorables à l'ensemble de ses dispositions.

Notre deuxième proposition avait eu cet heureux résultat de faire sortir un projet du gouvernement, déposé dans la séance du 21 octobre 1886 par M. Lockroy, ministre du Commerce et de l'Industrie.

Celui-ci l'avait reçu des mains du rapporteur d'une commission extra-parlementaire, nommée par le comité consultatif d'hygiène publique de France.

Je dus au nom de la commission en combattre les dispositions principales dans mon rapport du 28 janvier 1888.

Le 28 novembre 1889, la proposition initiale, amendée par la commission dont les pouvoirs venaient d'expirer, favorablement accueillie par la nouvelle Chambre qui voulut bien en déclarer l'urgence, rencontra cette fois l'adhésion du gouvernement.

M. Constans, ministre de l'Intérieur, déposa en effet un projet de loi, reposant sur les mêmes principes que le nôtre : la suppression de l'officiat de santé, la réglementation et le monopole de l'art dentaire, la révision des décrets réglant les rapports des médecins experts et de la justice, le relèvement des tarifs du décret du 13 juin 1811, la reconnaissance légale des syndicats médicaux et une répression plus efficace de illégal l'exercice de la médecine.

Dans de telles conditions l'accord devint facile.

La commission fit l'abandon, non sans regret, du droit qu'elle croyait sien de régler les conditions d'études, ainsi qu'elles l'avaient été par la loi de ventôse et par le projet de M. de Salvandy. Elle laissa ce soin au Conseil supérieur de l'Instruction publique, non sans témoigner, par l'esprit libéral des dispositions transitoires de sa proposition, de son vif désir de voir le Conseil supérieur tenir compte de ses intentions.

Au nom de l'hygiène publique, le gouvernement reprenait une disposition admise par la première commission, obligeant le médecin à déclarer l'existence d'une maladie épidémique dès qu'il l'aurait constatée.

Je dis *Epidémique*, parce que ce seul terme fut retenu, les mots « *et contagieuses* » inscrits dans l'article du gouvernement ayant été repoussés.

Malgré cette élimination une émotion assez grande se fit dans le monde médical, bien que le mot *Epidémique* fût suivi de de cette restriction *n'engageant pas le secret professionnel.*

La nôtre n'avait pas été moindre de prime abord. Mais, nous dûmes nous rendre aux exigences de l'intérêt public, sans engager les secrets des familles, et suivre ainsi l'exemple des Etats-Unis, de la Belgique et de l'Angleterre où la famille est aussi jalouse que chez nous de son inviolabilité.

Au Sénat, la commission sans altérer l'esprit de la loi en modifia la physionomie en rejetant à la fin les dispositions transitoires.

Il en résulta quelqu'obscurité dans le texte de la première partie, qui parfois semblait être en contradiction avec celui de la seconde.

Il suffit d'ailleurs de retenir que, dans celle-là, il n'est plus question des droits ni des devoirs de l'officier de santé, puisque l'officiat a disparu, et de s'en référer à l'article 29, au titre VI : *Des Dispositions Transitoires,* où les devoirs de l'officier de santé ont été condensés dans cette formule générale : « *Ils,* (les officiers de santé) *seront soumis à toutes les obligations imposées par la loi aux docteurs en médecine.*

Rien n'est plus intéressant à lire, pour le commentateur de la loi nouvelle, que le si remarquable rapport de M. le sénateur Cornil.

Appuyé sur les résultats de l'enquête ouverte dans les conseils généraux sur l'opportunité de conserver ou de supprimer l'officiat, il développe la thèse de la suppression avec une merveilleuse clarté qui devient l'évidence même quand il fortifie ses motifs de schema nombreux, montrant la décadence numérique des officiers de santé et le relèvement progressif du nombre des docteurs.

Si, dans la délibération à laquelle s'est livrée la Chambre des députés, vous trouvez quelques développements intéressants sur la définition de l'exercice illégal et surtout sur l'obligation créée par l'adoption de l'amendement Gousset, pour les docteurs et les officiers de santé, d'obéir à toutes les réquisitions de la justice, c'est aux deux délibérations du Sénat qu'il faut se reporter pour se faire une juste opinion de la loi et de sa portée.

Mais je m'aperçois un peu tard, Monsieur, que je me laisse entraîner bien loin et que ma lettre tourne à la Préface, ce qui n'est nullement dans mes intentions.

J'ai voulu résumer, dans ces pages, les dispositions principales de la loi et en montrer l'esprit.

En échange du monopole que reçoit le corps médical, monopole qui assure son recrutement et ménage son indépendance, il importait de réaliser l'unité du grade, nulle égalité n'étant plus désirable ni plus démocratique que celle du malade devant la science, mais aussi par contre de lui créer de nouvelles obligations à l'égard de la société.

Elles découlent en définitive de la confiance qu'on a en lui, du cas qu'on fait des connaissances et de la moralité du médecin.

L'accueil qui a été fait à la loi par la très grande majorité des docteurs, des officiers de santé, des dentistes, des médecins étrangers eux-mêmes, tout permet de croire que, malgré quelques défectuosités, la loi nouvelle sur l'exercice de la médecine est arrivée à son heure et qu'elle remplacera avantageusement la loi du 19 ventôse an XI.

Veuillez agréer, Monsieur, avec mes remerciements pour l'honneur que vous m'avez fait en me demandant ces lignes, l'assurance de mes sentiments les plus distingués.

Dr CHEVANDIER,

SÉNATEUR DE LA DROME.

Paris, le 14 décembre 1892.

LES MÉDECINS

ET

LA LOI DU 30 NOVEMBRE 1892

INTRODUCTION

Précédents historiques. — Critique de la loi du 19 Ventôse, an XI. — Travaux préparatoires de la loi du 30 Novembre 1892. — Texte de cette loi. — Plan et division.

1. — La loi du 19 ventôse an XI qui réglemente depuis un siècle bientôt la profession médicale, en sera encore jusqu'au trente novembre 1893 le véritable code organique. En effet notre loi nouvelle, dans le but de faciliter la solution de nombreuses questions transitoires, stipule, dans son article 34, qu'elle ne sera exécutoire qu'un an après sa promulgation. De là un motif de plus, en dehors des raisons qui militent en faveur des recherches rétrospectives quand il s'agit d'élucider une nouvelle œuvre législative, pour étudier dans ses grandes lignes la législation antérieure. L'examen sommaire des travaux préparatoires nous revèlera l'esprit général dans lequel les textes ont été conçus et rédigés. Nous pourrons ensuite, après avoir donné le texte intégral de notre loi, déterminer le plan logique de son commentaire.

§ 1. — Précédents historiques

2. — Nous ne remonterons pas plus haut que la loi de l'an XI. Elle pose ce principe fondamental que pour exercer l'art de guérir, il faut avoir obtenu un diplôme dans des conditions déterminées d'études et d'examens.

3. — Mais le diplôme n'est pas unique. La loi crée en effet deux ordres de médecins : les docteurs et les officiers de santé.

4. — Les premiers ne sont reçus que par les écoles spéciales de médecine à la suite de cinq examens et de la soutenance d'une thèse, conformément aux articles 5 à 9 de cette loi. Celle-ci d'ailleurs a subi à cet égard de nombreuses transformations dans les détails surtout : l'enseignement s'est développé, le programme des examens a été modifié nombre de fois et les matières imposées aux candidats ont été considérablement augmentées.

5. — Les principaux textes où ces dispositions se trouvent consignées sont :

Les articles 25 et 26 du décret du 17 mars 1808, qui exigent des aspirants au grade de docteur en médecine le diplôme de bachelier ès-lettres;

Les ordonnances du 5 juillet et du 4 octobre 1820, relatives à la conduite et à l'assiduité des étudiants;

Les ordonnances du 21 novembre 1822 et du 2 février 1823, la première qui supprime, la deuxième qui réorganise la Faculté de médecine de Paris;

L'ordonnance du 12 décembre 1824 portant nouvelle organisation de la Faculté de médecine de Montpellier;

Celles du 13 avril 1835, du 13 octobre 1840 et du 12 mars 1841 sur les écoles secondaires de médecine.

Le décret du 22 août 1854 qui établit les examens de fin d'année;

Celui du 23 août 1858 qui exige le baccalauréat ès-lettres et le baccalauréat ès-sciences restreint;

Le décret du 18 juin 1862 relatif au stage dans les hopitaux;

Le décret du 14 juillet 1875 sur l'institution des écoles de médecine et de pharmacie de plein exercice;

La loi des 12, 27 juillet 1875 relative à la liberté de l'enseignement supérieur;

Le décret du 20 juin 1878 portant règlement pour l'obtention du diplôme de docteur en médecine ;

Ceux du 23 juillet 1882 qui modifient les articles 4 § 1er et 5 du décret précédent;

Les deux décrets du 1er août 1883 dont l'un concerne les écoles de plein exercice de médecine et de pharmacie et dont l'autre réorganise les écoles préparatoires;

Enfin celui du 5 août 1884 qui supprime l'épreuve écrite du 5e examen de doctorat en médecine.

6. — Le décret de 1878 et les textes qui suivent constituent le code organique actuel des études médicales exigées pour l'obtention du grade de docteur. Ils seront à ce titre l'objet d'une analyse ultérieure.

7. — Les officiers de santé d'après la loi de ventôse (articles 2, 15, 16, 17, 18, 19, 20, 21, 27 et 29), pouvaient obtenir leur diplôme après avoir été attachés pendant six années comme élèves à des docteurs ou après avoir suivi pendant cinq années consécutives la pratique des hopitaux civils ou militaires : des études de trois années dans les écoles de médecine tenaient lieu de la résidence chez les docteurs ou du stage dans les hopitaux. Les examens, au nombre de trois, portaient, l'un sur l'anatomie, l'autre sur les éléments de la médecine, le troisième sur la chirurgie et les connaissances les plus usuelles de la pharmacie : ils se passaient devant un jury médical désigné pour chaque département, et composé de deux docteurs domiciliés dans le département auxquels était adjoint un commissaire du gouvernement désigné par le premier consul parmi les professeurs des écoles de médecine.

8. — Mais comme pour les aspirants au grade de docteur, ces conditions d'études et d'examens furent modifiées par la suite.

9. — Les textes à consulter à cet égard sont :

L'ordonnance du 26 mars 1829 qui prescrivait l'élaboration d'un règlement universitaire sur la forme, la durée et les matières des examens, mais qui est restée lettre morte jusqu'en 1883.

10. — Le décret du 22 août 1854, article 17 qui fait cesser les fonctions des jurys médicaux créés par la loi de ventôse, impose aux candidats l'obligation de justifier de douze inscriptions dans une Faculté ou de quatorze dans une école préparatoire et décide que les examens se passeront désormais, soit devant les Facultés, soit devant les écoles de médecine ;

Le décret du 23 août 1873 qui autorise le ministre de l'instruction publique à dispenser des deux premiers examens les officiers de santé qui veulent s'établir dans un autre département que celui pour lequel ils ont été reçus.

Le décret du 1er août 1883 déterminant les conditions d'études et d'admission au grade d'officier de santé.

Enfin le décret du 3 janvier 1886 relatif aux épreuves du certificat d'études exigé des candidats.

11. — Ces quatres derniers textes, en vertu de l'article 31 de la loi du 30 novembre 1892, aux termes duquel les élèves qui, au moment de l'application de la présente loi, c'est-à-dire conformément à l'article 34 déjà cité, au 30 novembre 1893, auront pris leur première inscription pour l'officiat de santé, pourront continuer leurs études médicales et obtenir le diplôme d'officier de santé, resteront en vigueur pendant cinq années encore. Nous nous réservons en conséquence d'en donner l'analyse complète.

12. — Ces différences d'études et d'examens entre les aspirants au doctorat et les candidats au grade d'officier de santé correspondaient à des inégalités de situation.

13. — Le docteur seul a droit, d'après la loi de l'an XI, d'exercer son art sur tout le territoire et sans aucune restriction. Les fonctions de médecins et chirurgiens jurés appelés par les tribunaux, celles de médecins et chirurgiens en chef dans les hospices civils ou chargés par des autorités administratives de diverses missions de salubrité publique, ne pouvaient être remplies que par des docteurs (art. 27). Lorsqu'il y a des indices de mort violente on ne peut faire l'inhumation qu'après qu'un officier de police assisté d'un docteur en médecine et en chirurgie aura dressé procès-verbal du cadavre (art. 81 du code civil). Enfin une autre prérogative du docteur en médecine, qu'il n'a jamais bien vivement revendiquée et dont il ne reste guère que le souvenir effacé, c'est celle de porter le bonnet doctoral et un costume d'apparat, robe noire d'étamine, avec des devants de soie cramoisie, chausse cramoisie en soie bordée d'hermine, habit noir à la française, cravate de baptiste tombante, toque en soie cramoisie avec un galon d'or (arrêté du 20 brumaire de l'an XII).

14. — De ces prérogatives la dernière est tombée en désuétude. Le droit exclusif d'expertiser en matière criminelle a été contesté en raison des dispositions de l'article 44 du code d'Instruction criminelle, aux termes duquel, s'il s'agit d'une mort violente ou de cause suspecte, le procureur du roi se fera assister d'un ou deux *officiers de santé*, puis méconnu définitivement par la jurisprudence. Enfin, en pratique, en ce qui concerne le service de la salubrité publique et la direction du service médical dans les hospices, la loi a été souvent éludée.

15. — Mais les démarcations essentielles avaient subsisté. A la différence du docteur, l'officier de santé ne peut exercer l'art de guérir que dans le département pour lequel il a été reçu et, même dans ce département, il ne peut pratiquer les grandes opérations chirurgicales que sous la surveillance et l'inspection d'un docteur (article 29 de la loi de ventôse ; article 19 du décret du 22 août 1854 ; article 1er du décret du 23 août 1873).

16. — La loi de l'an XI, dans ses articles 30 à 40 réglementait aussi la profession de sage-femme. Outre l'instruction donnée dans les écoles de médecine, il était établi dans l'hospice le plus fréquenté de chaque département un cours annuel et gratuit d'accouchement théorique et pratique destiné particulièrement à l'instruction des sages-femmes ; celles-ci devaient avoir suivi au moins deux de ces cours et vu pratiquer pendant neuf mois ou pratiqué elles-mêmes les accouchements pendant six mois dans un hospice et sous la surveillance du professeur avant de se présenter à l'examen qui comprenait la théorie et la pratique des accouchements, les interrogations sur les accidents qui peuvent les précéder, les accompagner et les suivre et sur les moyens d'y remédier. L'article 33 interdit aux sages-femmes d'employer les instruments dans les cas d'accouchements laborieux sans appeler un docteur ou un officier de santé.

17. — L'ordonnance du 2 février 1823 qui a organisé des cours d'accouchement dans les trois facultés de médecine de Paris, de Montpellier et de Strasbourg, a créé deux classes de sages-femmes. Celles de première classe doivent en vertu des arrêtés ministériels du 1er août 1879 et du 11 juin 1880, subir un examen d'entrée portant sur l'orthographe, les quatre règles et le système métrique ou produire le certificat d'études primaires : elles obtiennent leur diplôme des facultés de médecine. Leur privilège consiste à pouvoir exercer leur art dans toute la France. Celles de 2e classe doivent simplement, d'après l'arrêté du 19 août 1845, produire un certificat constatant qu'elles savent lire, écrire et orthographier convenablement. Elles passaient leur examen devant les jurys départementaux ; mais, depuis le décret du 22 août 1854 qui les a supprimés, elles obtiennent leur diplôme, soit des Facultés, soit des Ecoles préparatoires. Les examens sont d'ailleurs les mêmes qu'il s'agisse de la réception d'une sage-femme de première ou de deuxième classe.

18. — Depuis la loi de l'an XI, aucun texte législatif n'est venu modifier les conditions d'étude imposées aux sages-femmes ; mais comme le texte de cette loi n'a rien de précis, il s'ensuit un certain désordre dans la scolarité et les examens, qui sont variables suivant telle ou telle Faculté de médecine, telle ou telle école préparatoire. Ainsi à Paris, la scolarité n'a qu'un an de durée, ce qui est contraire à la loi de ventôse ; à Bordeaux et à Lyon, elle est de deux années pour les sages-femmes de première classe. Les examens, dans ces deux dernières facultés, sont au nombre de deux, tandis que partout ailleurs, il n'en est subi qu'un seul, sauf aux juges à se montrer plus exigeants lorsqu'ils interrogent une aspirante au titre de première classe, et plus faciles s'il s'agit d'une candidate à la seconde classe.

19. — Nous n'avons à signaler comme texte postérieur à l'an XI que le décret du 23 juin 1873 qui reconnaît aux sages-femmes le droit de prescrire le seigle ergoté et permet aux pharmaciens d'en délivrer sur leur ordonnance.

20. — En ce qui concerne le droit pour les médecins diplômés à l'étranger d'exercer en France, la loi de ventôse (article 4) le subordonne simplement à l'autorisation préalable du gouvernement et le décret du 23 août 1852 (article 5) à l'acquit des frais d'examens et de diplômes imposés aux nationaux.

21. — En continuant l'étude de la loi de l'an XI, nous arrivons aux dispositions pénales contenues dans les articles 35 et 36. Tout individu qui exerce la médecine et la chirurgie ou pratique l'art des accouchements sans diplôme est poursuivi et condamné à une amende pécuniaire envers les hospices, laquelle d'après la jurisprudence peut varier entre 1 franc et 15 francs. Si l'exercice illégal se présente avec usurpation du titre de docteur, l'amende peut être portée jusqu'à mille francs ; à cinq cents francs s'il y a usurpation du titre d'officier de santé. L'exercice illégal de l'art des accouchements commis par une femme est puni de cent francs d'amende : le même délit commis par un homme n'est puni, par une anomalie singulière, que d'une peine de simple police, c'est-à-dire 15 francs d'amende au maximum.

22. — Nous connaissons maintenant l'économie de la législation qui depuis 1803 régit la profession médicale, nous pouvons rechercher quelle est sa valeur au point de vue social et juridique.

§ 2. — Critique de la loi du 19 ventôse an XI

23. — A l'époque de sa promulgation, la loi de ventôse fut une réforme heureuse. A une période de règlementation absolue, alors que la médecine et la chirurgie étaient constituées en corporations fermées, avait succédé sans transition une phase de liberté sans limites. Par un décret du 18 août 1792, l'assemblée nationale avait supprimé toutes les corporations, enseignantes ou non, séculières, ecclésiastiques ou laïques sans se préoccuper de leur remplacement. La faculté fut englobée dans l'anathème qui frappait toutes les anciennes institutions ; elle disparut avec elles. L'exercice de la médecine devint absolument libre au moment même où l'enseignement cessait d'être donné. Ce fut l'anarchie complète. Voici le tableau qu'en trace le conseiller d'Etat Fourcroy, dans son rapport au corps législatif le 7 germinal an XI : « Depuis le décret du 18 août 1792 qui a supprimé les universités, les facultés et les corporations savantes, il n'y a plus de réceptions régulières de médecins ni de chirurgiens..... Ceux qui ont appris leur art se trouvent confondus avec ceux qui n'en ont point la moindre notion..... La vie des citoyens est entre les mains d'hommes avides autant qu'ignorants ; l'empirisme le plus dangereux, le charlatanisme le plus éhonté abusent partout de la crédulité et de la bonne foi. Aucune preuve de savoir et d'habileté n'est exigée .. Les campagnes et les villes sont également infectées de charlatans qui distribuent les poisons et la mort avec une audace que les anciennes lois ne peuvent plus réprimer. Les pratiques les plus meurtrières ont pris la place des principes de l'art des accouchements. Des rebouteurs impudents abusent du titre d'officier de santé pour couvrir leur ignorance et leur avidité ».

24. — Même en tenant compte de l'emphase habituelle aux orateurs de cette époque et de l'exagération ordinaire de leurs expressions, il paraît évident que le désordre était profond. Pour y remédier le corps législatif vota la loi du 19 ventôse an XI. Elle fut une réaction de l'esprit d'ordre et de prévoyance en face de la nécessité des temps. On avait fait le mieux possible pour l'état passager et violent de la société d'alors. Mais cette loi, née au milieu de circonstances exceptionnelles, devait avoir un caractère essentiellement transitoire.

25. — A cette phase de notre histoire, l'épreuve qui venait d'être faite de la liberté n'avait pas été favorable, parce que la liberté n'avait pas trouvé dans l'état de la législation et des mœurs le contre poids qui peuvent seuls la rendre stable. Mais après quatre-vingt-dix ans écoulés, tant de progrès accomplis en tout sens, une si patiente initiation de toute la nation à la liberté, l'instruction répandue partout, ne convient-il pas de rendre à l'initiative individuelle tous ses droits ? Ne faut-il pas tout attendre de la liberté et de la concurrence qui en prévient les écarts ? De là l'abrogation pure et simple de toute loi destinée à réglementer la profession médicale ; plus de diplômes officiels, plus d'entrave d'aucune sorte. C'est la thèse de la liberté absolue, c'est la loi de l'an XI discutée et contestée dans son principe même. Hâtons-nous d'ajouter que cette théorie a peu de partisans.

26. — Mais en admettant le principe du monopole en ce qui concerne l'exercice de l'art médical, ne doit-on pas chercher la solution du problème dans la substitution de l'enseignement libre, maître de ses programmes d'études et d'examens, à l'enseignement officiel, sauf à maintenir, pour ménager la transition, les Facultés actuelles et à décider que les Facultés libres ne délivreront que des titres honorifiques, le droit à l'exercice étant conféré à la suite d'examens pratiques passés devant un jury d'Etat ?

27. — Enfin, le monopole de l'enseignement étant lui aussi maintenu, ne peut-on pas se demander si l'organisation des cours et des examens, en un mot, la constitution officielle des Facultés et des Ecoles de médecine d'après la loi de Ventôse et les décrets qui l'ont modifiée répond aux exigences de la science et aux besoins d'un enseignement vraiment pratique ? Nombre de bons esprits répondent négativement. En tous cas, en ce qui concerne l'instruction des sages-femmes, même de première classe, il est certain que des réformes radicales s'imposent ; « le niveau scientifique des sages-femmes, dit le docteur Montanier (1), est le plus souvent tellement bas qu'il est presque nul. »

28. — Ces questions sont graves, aussi nous avons dû les mentionner, bien que par leur nature elles sortent un peu du cadre de cette étude.

29. — Même pour ceux qui admettent sans restrictions son principe, la législation de 1803 était surannée, vicieuse et incomplète. C'est qu'en effet elle ne pouvait satisfaire ni les uns ni les autres; ni les partisans des idés libérales, car son esprit était contraire, ni ceux qui croient à la nécessité du monopole, car tout en le créant elle n'avait su ni le garantir efficacement, ni protéger la dignité de ceux à qui elle l'avait concédé.

30. — La critique la plus vive était dirigée et à bon droit contre le dualisme qu'elle avait créé en instituant deux ordres de médecins, les docteurs et les officiers de santé. Cette dernière institution s'imposait en 1803, car à cette époque, il convenait de régulariser la situation de ces infirmiers qui, sous le titre d'officiers de santé, avaient suivi nos armées et rendu de réels services. Il fallait aussi pourvoir au recrutement du personnel médical, qui, limité aux docteurs, eût été insuffisant. De nos jours, admettre des médecins de second ordre et de science inférieure, était un anarchonisme.

31. — Que dire aussi d'une loi qui consacre un monopole au profit des médecins porteurs d'un diplôme conquis au prix d'études longues et coûteuses, qui le base sur des motifs d'utilité générale et qui cependant, quand il s'agit de la santé des citoyens et de leur vie, ne trouve pour le protéger contre les usurpations du charlatanisme que des peines de 1 franc à 15 francs d'amende? N'était-ce pas une sanction dérisoire dont la modicité ne pouvait qu'encourager toutes les usurpations, compromettre la santé publique et laisser sans défense efficace ceux à qui leur titre devait assurer plus de protection?

32. — Et que doit-on penser d'une telle législation si l'on ajoute que le premier venu qui pouvait se parer d'un diplôme de docteur conquis dans n'importe quelle université étrangère et à n'importe quelles conditions, obtenait le plus souvent, grâce à la recommandation et au favoritisme, le droit d'exercer en France?

33. — Faut-il encore faire remarquer que la loi de ventôse avait négligé de réglementer les professions spéciales de la médecine et de la chirurgie et notamment l'art dentaire? Il s'ensuivait une grande incertitude dans la jurisprudence, car elle exigeait des diplômes pour exercer les unes et en dispensait les autres, et un réel danger pour le public, du jour notamment où les dentistes, de

(1) Dictionnaire encyclopédique des sciences médicales V°. médecine.

qui aucun titre n'était exigé, se mirent à pratiquer l'anesthésie locale et même générale. Une telle lacune devait être comblée.

34. — Enfin quand il s'agit d'une profession qui exige une grande honnêteté et une haute moralité chez ceux qui la pratiquent, ne devait-on pas en interdire l'accès ou en retirer l'exercice à ceux que la justice a frappés pour certains crimes et délits. Un médecin a été condamné à une peine afflictive et infamante ou pour faux, escroquerie, vol, ou encore pour avortement, viol, etc., peut-on admettre qu'une fois sa peine expirée, il revienne exercer sa profession, protégé à nouveau par un monopole officiel, lui qui a si gravement trahi la confiance du public? Ici encore la législation de l'an XI devait être complétée.

§ 3. — Travaux préparatoires de la loi du 30 novembre 1892

35. — En présence du caractère transitoire de la loi de ventôse, des lacunes qu'elle contenait, de ses anomalies et de ses contradictions, on peut à bon droit s'étonner que malgré les attaques incessantes dont elle n'a cessé d'être l'objet, alors que nul depuis soixante ans ne consent à la défendre, elle ait eu cependant un si long règne. Elle le doit uniquement aux événements politiques qui à trois reprises différentes ont annihilé les efforts des réformateurs au moment même où ils étaient sur le point d'aboutir. Chose en effet bizarre, en 1830, en 1848, en 1870, la réforme mûrement étudiée depuis plusieurs années allait être votée, les documents étaient réunis, les commissions nommées ; des discussions préliminaires très approfondies, soit devant les chambres, soit au conseil d'Etat avaient eu lieu, la presse s'en était faite l'écho. A chacune de ces époques, on allait enfin obtenir cette loi nouvelle si impatiemment attendue, quand chaque fois aussi, une révolution, en renversant le gouvernement qui en avait pris l'initiative, emporta avec lui ses projets de réforme.

36. — Il faut remonter à 1811 et au rapport de Dupuytren pour trouver les origines des travaux préparatoires si longs, si laborieux qui ont enfin, grâce à l'énergie et à la persévérance de M. le docteur Chevandier, député, puis sénateur de la Drôme, abouti à la loi du 30 novembre 1892. Parcourons rapidement ces diverses étapes.

37. — En 1811, Dupuytren demandait déjà l'abolition de l'officiat. En 1825, le comte Corbière, ministre de l'intérieur, proposait sans pouvoir l'obtenir la suppression des jurys médicaux chargés de décerner les diplômes d'officiers de santé et qui se montraient d'une facilité de plus en plus déplorable.

38. — En 1820, la question de la suppression de l'officiat est posée à nouveau devant le conseil d'Etat et un projet de loi porté successivement aux Chambres en 1825 et 1826, voté par la Chambre des pairs sur le rapport de Chaptal, substituait aux officiers de santé des licenciés en médecine assujettis à quatre années d'études. Les événements de 1830 empêchèrent le vote définitif de ce projet.

39.— En 1833 la discussion fut reprise. Au nom d'une commission de l'Académie de médecine dans laquelle siégeaient Dupuytren, Orfila, Velpeau, M. Double rapporteur conclut à la suppression des officiers de santé. Il fut également entendu que la durée des études pour le doctorat serait portée à cinq ans.

En 1845, se réunit à Paris un congrès médical composé de 1200 délégués représentant 7000 médecins adhérents. C'est, comme le fait remarquer l'honorable rapporteur de la loi de 1892, « une véritable assemblée constituante du monde médical (1). » Elle émit divers vœux tendant à la révision des lois et décrets relatifs à l'enseignement et à l'exercice de la médecine, elle vota la suppression de l'officiat et réclama une répression plus énergique de l'exercice illégal et l'organisation de l'assistance médicale dans les campagnes. Elle condensait ainsi les vingt et un projets de loi, qui de 1811 à 1845 furent émis, tous tendant à la révision de la législation déjà surannée de l'an XI.

40. — A la suite de ces revendications, M. de Salvandy ministre de l'instruction publique nomma une haute commission extra-parlementaire pour étudier les questions soulevées et les solutions adoptées par le congrès. Composée des sommités médicales d'alors, des Orfila, des Bouillaud, des Chomel, des Velpeau etc..., elle rédigea un projet de loi qui fut déposé par le ministre en 1847 sur le bureau de la Chambre des Pairs et voté par elle par 108 voix contre 15 sur le rapport de M. le comte Beugnot, après des discussions qui n'occupèrent pas moins de six séances (2). Il abolissait l'officiat de santé, réprimait énergiquement l'exercice illégal de la médecine, interdisait le cumul des deux professions de médecin et de pharmacien, déclarait nulle les associations entre médecins et pharmaciens, réglait la situation des médecins reçus à l'étranger. Ce projet fut déposé sur le bureau de la Chambre des députés le 3 janvier 1848 et emporté par la révolution de février.

41. — Sous l'empire le mouvement reprit; en 1863 et 1864 des pétitions nombreuses demandèrent la révision de la loi de l'an XI et notamment la suppression des officiers de santé. Le président Bonjean en fut le rapporteur au Sénat en 1864.

42. — Immédiatement après la guerre de 1870 et dès les pre-

(1) Rapport de M. Chevandier, déposé à la séance de la Chambre des députés du 11 juin 1885.

(2) Séances des 4, 5, 7, 8, 9 et 10 juin 1847.

mières séances de l'assemblée nationale, des propositions de loi tendant à la révision complète de la loi de l'an XI furent déposées, notamment en 1871 et 1872 par MM. Chevandier et Naquet; le rapport en fut fait d'une façon très remarquable en 1874 par M. Paul Bert. Signalons aussi la proposition de loi relative aux médecins étrangers, déposée sur le bureau de la Chambre des députés le 29 avril 1878 par M. Roger-Marvaise et sur laquelle un rapport sommaire a été fait en 1879.

43. — De 1883 à 1888, plus de cinq cents pétitions furent adressées aux Chambres demandant la protection des nationaux contre les médecins étrangers, la répression plus efficace de l'exercice illégal, le relèvement des tarifs des expertises medico-légales, la suppression de l'officiat et l'extension aux syndicats médicaux du bénéfice de la loi du 14 mars 1884.

44. — S'inspirant de tous ces travaux antérieurs et du mouvement considérable d'opinions qu'ils avaient créé, M. le docteur Chevandier déposa le 6 novembre 1883 sur le bureau de la Chambre des députés, une proposition de loi tendant à la révision générale de la législation sur la profession médicale et sur ses conditions d'exercice. Une commission fut nommée : ses travaux aboutirent à un projet dont M. Lunier, membre de l'Académie de médecine fut le rapporteur. Mais cette proposition initiale, deux fois frappée de caducité par suite du renouvellement de la Chambre des députés, fut reprise deux fois en 1885 et 1889, par son auteur, qui, deux fois en fut le rapporteur. Signalons encore le dépôt d'une autre proposition tendant au même but, effectuée à la Chambre des députés le 20 février 1890 par M. David et la présentation le 5 juin 1890 par le gouvernement d'un projet de loi sur l'exercice de la médecine.

45. — Il nous reste à donner l'indication précise des discussions et rapports qui ont précédé le vote définitif de la loi du 30 novembre 1892 : en voici l'ordre chronologique :

11 juin 1885, Chambre des députés, session de 1885, annexe n° 3828. Rapport de M. Chevandier.

5 juin 1890, Chambre des députés, session de 1890, annexe n° 620. Projet de loi présenté par le gouvernement.

27 octobre 1890, Chambre des députés, session extraordinaire de 1890, annexe n° 951. Rapport de M. Chevandier.

17 et 19 mars 1891. — Chambre des députés. Discussion. — *Journal officiel* des 18 et 20 mars 1891.

9 mai 1891. — Chambre des députés. — Rectification matérielle au projet de loi adopté, sur l'exercice de la médecine. *Journal officiel* du 10 mai 1891.

22 mai 1891. — Sénat, session de 1891, annexe n° 90. — Projet de

loi adopté par la Chambre des députés et présenté au Sénat par le gouvernement.

30 décembre 1891. — Sénat. — Session extraordinaire de 1891, annexe n° 152. — Rapport de M. Cornil.

15, 17, 18, 21, 22 mars 1892, Sénat. — 1re délibération, *Journal officiel* des 16, 18, 19, 22 et 23 mars 1892.

1er, 4, 5, 7 avril 1892. — Sénat, 2e délibération. *Journal officiel* du 2, 5, 6 et 8 avril 1892;

13 avril 1892. — Chambre des députés. — Session de 1892 annexe n° 2084. — Projet de loi adopté par la Chambre des députés, adopté avec modification par le Sénat, présenté par le gouvernement;

11 juin 1892. — *Chambre des députés.* — Session de 1892. — annexe n° 2156. — Rapport de M. Chevandier;

13 juillet 1892. — *Chambre des députés.* — Discussion. — *Journal officiel* du 14 juillet 1892;

10 novembre 1892. — *Sénat.* — Session extraordinaire de 1892. Annexe n° 16. — Projet de loi adopté par la *Chambre*, adopté avec modification par le Sénat, modifié par la *Chambre*, présenté par le gouvernement;

22 novembre 1892. — *Sénat.* — Discussion. — *Journal officiel* du 23 novembre 1892.

30 novembre 1892. — Promulgation de la loi. — *Journal officiel* du 1er décembre 1892.

§ 4. — Texte de la loi du 30 novembre 1892

Loi sur l'exercice de la Médecine.

TITRE Ier

CONDITIONS DE L'EXERCICE DE LA MÉDECINE.

Art. 1er. — Nul ne peut exercer la médecine en France s'il n'est muni d'un diplôme de docteur en médecine, délivré par le gouvernement français, à la suite d'examens subis devant un établissement d'enseignement supérieur médical de l'Etat (facultés, écoles de plein exercice et écoles préparatoires réorganisées conformément aux règlements rendus après avis du conseil supérieur de l'instruction publique).

Les inscriptions précédant les deux premiers examens probatoires pourront être prises et les deux premiers examens subis dans une école préparatoire réorganisée comme il est dit ci-dessus.

TITRE II

CONDITION DE L'EXERCICE DE LA PROFESSION DE DENTISTE.

Art. 2. — Nul ne peut exercer la profession de dentiste s'il n'est muni d'un diplôme de docteur en médecine ou de chirurgien-dentiste. Le diplôme de chirurgien-dentiste sera délivré par le gouvernement français à la suite d'études organisées suivant un règlement rendu après avis du conseil supérieur de l'instruction publique et d'examens subis devant un établissement d'enseignement supérieur médical de l'État.

TITRE III

CONDITIONS DE L'EXERCICE DE LA PROFESSION DE SAGE-FEMME

Art. 3. — Les sages-femmes ne peuvent pratiquer l'art des accouchements que si elles sont munies d'un diplôme de 1re ou de 2e classe, délivré par le gouvernement français, à la suite d'examens subis devant une faculté de médecine, une école de plein exercice ou une école préparatoire de médecine et de pharmacie de l'État.

Un arrêté pris après avis du conseil supérieur de l'instruction publique déterminera les conditions de scolarité et le programme applicable aux élèves sages-femmes.

Les sages-femmes de 1re et de 2e classe continueront à exercer leur profession dans les conditions antérieures.

Art. 4. — Il est interdit aux sages-femmes d'employer des instruments. Dans les cas d'accouchement laborieux, elles feront appeler un docteur en médecine ou un officier de santé.

Il leur est également interdit de prescrire des médicaments, sauf le cas prévu par le décret du 23 juin 1873 et par les décrets qui pourraient être rendus dans les mêmes conditions, après avis de l'Académie de médecine.

Les sages-femmes sont autorisées à pratiquer les vaccinations et les revaccinations antivarioliques.

TITRE IV

CONDITIONS COMMUNES A L'EXERCICE DE LA MÉDECINE, DE L'ART DENTAIRE ET DE LA PROFESSION DE SAGE-FEMME.

Art. 5. — Les médecins, les chirurgiens-dentistes et les sages-femmes diplômés à l'étranger, quelle que soit leur nationalité, ne pourront exercer leur profession en France qu'à la condition d'y avoir obtenu le diplôme de docteur en médecine, de dentiste ou de sage-femme, et en se conformant aux dispositions prévues par les articles précédents.

Des dispenses de scolarité et d'examens pourront être accordées par le ministre, conformément à un règlement délibéré en conseil supérieur de l'instruction publique. En aucun cas, les dispenses accordées pour l'obtention du doctorat ne pourront porter sur plus de trois épreuves.

Art. 6. — Les internes des hôpitaux et hospices français, nommés au concours et munis de douze inscriptions, et les étudiants en médecine dont la scolarité est terminée peuvent être autorisés à exercer la médecine pendant une épidémie ou à titre de remplaçants de docteurs en médecine ou d'officiers de santé.

Cette autorisation, délivrée par le préfet du département, est limitée à trois mois; elle est renouvelable dans les mêmes conditions.

Art. 7. — Les étudiants étrangers qui postulent, soit le diplôme de docteur en médecine visé à l'article 1er de la présente loi, soit le diplôme de chirurgien-dentiste visé à l'article 2, et les élèves de nationalité étrangère qui postulent le diplôme de sage-femme de 1re ou de 2e classe visé à l'article 3, sont soumises aux mêmes règles de scolarité et d'examens que les étudiants français.

Toutefois il pourra leur être accordé, en vue de l'inscription dans les facultés et écoles de médecine, soit l'équivalence des diplômes ou certificats obtenus par eux à l'étranger, soit la dispense des grades français requis pour cette inscription, ainsi que des dispenses partielles de scolarité correspondant à la durée des études faites par eux à l'étranger.

Art. 8. — Le grade de docteur en chirurgie est et demeure aboli.

Art. 9 — Les docteurs en médecine. les chirurgiens-dentistes et les sages-femmes sont tenus, dans le mois qui suit leur établissement, de faire enregistrer, sans frais, leur titre à la préfecture ou sous-préfecture et au greffe du tribunal civil de leur arrondissement.

Le fait de porter son domicile dans un autre département oblige à un nouvel enregistrement du titre dans le même délai.

Ceux ou celles qui, n'exerçant plus depuis deux ans, veulent se livrer à l'exercice de leur profession, doivent faire enregistrer leur titre dans les mêmes conditions.

Il est interdit d'exercer sous un pseudonyme les professions ci-dessus, sous les peines édictées à l'article 18.

Art. 10. — Il est établi chaque année dans les départements, par les soins des préfets et de l'autorité judiciaire, des listes distinctes portant les noms et prénoms, la résidence, la date et la provenance du diplôme des médecins, chirurgiens-dentistes et sages-femmes visés par la présente loi.

Ces listes sont affichées chaque année, dans le mois de janvier, dans toutes les communes du département. Des copies certifiées en sont transmises aux ministres de l'intérieur, de l'instruction publique et de la justice.

La statistique du personnel médical existant en France et aux colonies est dressée tous les ans par les soins du ministre de l'intérieur.

Art. 11. — L'article 2272 du code civil est modifié ainsi qu'il suit :

« L'action des huissiers, pour le salaire des actes qu'ils signifient et des commissions qu'ils exécutent;

« Celle des marchands, pour les marchandises qu'ils vendent aux particuliers non marchands;

« Celle des maîtres de pension, pour le prix de pension de leurs élèves ; et des autres maîtres, pour le prix de l'apprentissage ;

« Celle des domestiques qui se louent à l'année, pour le payement de leur salaire,

« Se prescrivent par un an.

« L'action des médecins, chirurgiens, chirurgiens-dentistes, sages-femmes et pharmaciens, pour leurs visites, opérations et médicaments, se prescrit par deux ans. »

Art. 12. — L'article 2101 du code civil, relatif aux privilèges généraux sur les meubles, est modifié ainsi qu'il suit dans son paragraphe 3 :

« Les frais quelconques de la dernière maladie, quelle qu'en ait été la terminaison, concurremment entre ceux à qui ils sont dus. »

Art. 13. — A partir de l'application de la présente loi, les médecins, chirurgiens-dentistes et sages-femmes jouiront du droit de se constituer en associations syndicales, dans les conditions de la loi du 21 mars 1884, pour la défense de leurs intérêts professionnels, à l'égard de toutes personnes autres que l'Etat, les départements et les communes.

Art. 14. — Les fonctions de médecins experts près les tribunaux ne peuvent être remplies que par des docteurs en médecine français.

Un règlement d'administration publique revisera les tarifs du décret du 18 juin 1811, en ce qui touche les honoraires, vacations, frais de transport et de séjour des médecins.

Le même règlement déterminera les conditions suivant lesquelles pourra être conféré le titre d'expert devant les tribunaux.

Art. 15. — Tout docteur, officier de santé ou sage-femme est tenu de faire à l'autorité publique, son diagnostic établi, la déclaration des cas de maladies épidémiques tombées sous son observation et visées dans le paragraphe suivant.

La liste des maladies épidémiques dont la divulgation n'engage pas le secret professionnel sera dressée par arrêté du ministre de l'intérieur, après avis de l'Académie de médecine et du comité consultatif d'hygiène publique de France. Le même arrêté fixera le mode des déclarations desdites maladies.

TITRE V

EXERCICE ILLÉGAL. — PÉNALITÉS

Art. 16. — Exerce illégalement la médecine :

1° Toute personne qui, non munie d'un diplôme de docteur en médecine, d'officier de santé, de chirurgien-dentiste ou de sage-femme, ou n'étant pas dans les conditions stipulées aux articles 6, 29 et 32 de la présente loi, prend part, habituellement ou par une direction suivie, au traitement des maladies ou des affections chirurgicales ainsi qu'à la pratique de l'art dentaire ou des accouchements, sauf les cas d'urgence avérée;

2° Toute sage-femme qui sort des limites fixées pour l'exercice de sa profession par l'article 4 de la présente loi ;

3° Toute personne qui, munie d'un titre régulier, sort des attributions que la loi lui confère, notamment en prêtant son concours aux personnes visées dans les paragraphes précédents, à l'effet de les soustraire aux prescriptions de la présente loi.

Les dispositions du paragraphe 1er du présent article ne peuvent s'appliquer aux élèves en médecine qui agissent comme aides d'un docteur ou que celui-ci place auprès de ces malades, ni aux garde-malades, ni aux personnes qui, sans prendre le titre de chirurgien-dentiste, opèrent accidentellement l'extraction des dents.

Art. 17. — Les infractions prévues et punies par la présente loi seront poursuivies devant la juridiction correctionnelle.

En ce qui concerne spécialement l'exercice illégal de la médecine, de l'art dentaire ou de la pratique des accouchements, les médecins, les chirurgiens-dentistes, les sages-femmes, les associations de médecins régulièrement constituées, les syndicats visés dans l'article 13 pourront en saisir les tribunaux par voie de citation directe donnée dans les termes de l'articles 182 du code d'instruction criminelle, sans préjudice de la faculté de se porter, s'il y a lieu, partie civile dans toute poursuite de ces délits intentée par le ministère public.

Art. 18. — Quiconque exerce illégalement la médecine est puni d'une amende de 100 à 500 fr., et, en cas de récidive, d'une amende de 500 à 1,000 fr. et d'un emprisonnement de six jours à six mois, ou de l'une de ces deux peines seulement.

L'exercice illégal de l'art dentaire est puni d'une amende de 50 à 100 fr. et, en cas de récidive, d'une amende de 100 à 500 fr.

L'exercice illégal de l'art des accouchements est puni d'une amende de 50 à 100 fr. et, en cas de récidive, d'une amende de 100 à 500 fr. et d'un emprisonnement de six jours à un mois, ou de l'une de ces deux peines seulement,

Art. 19. — L'exercice illégal de la médecine ou de l'art dentaire, avec usurpation du titre de docteur ou d'officier de santé, est puni d'une amende de 1,000 à 2,000 fr. et, en cas de récidive, d'une amende de 2,000 à 3,000 fr. et d'un emprisonnement de six mois à un an, ou de l'une de ces deux peines seulement.

L'usurpation du titre de dentiste sera punie d'une amende de 100 à 500 fr. et, en cas de récidive, d'une amende de 500 à 1,000 fr. et d'un emprisonnement de six jours à un mois, ou de l'une de ces deux peines seulement.

L'usurpation du titre de sage-femme sera punie d'une amende de 100 à 500 fr. et en cas de récidive, d'une amende de 500 à 1,000 fr. et d'un emprisonnement de un mois à deux mois, ou de l'une de ces deux peines seulement.

Art. 20. — Est considéré comme ayant usurpé le titre français de docteur en médecine quiconque, se livrant à l'exercice de la médecine, fait précéder ou suivre son nom du titre de docteur en médecine sans en indiquer l'origine étrangère. Il sera puni d'une amende de 100 à 200 fr.

Art. 21. — Le docteur en médecine ou l'officier de santé qui n'aurait pas fait la déclaration prescrite par l'article 15 sera puni d'une amende de 50 à 200 fr.

Art. 22. — Quiconque exerce la médecine, l'art dentaire ou l'art des accouchements sans avoir fait enregistrer son diplôme dans les délais et conditions fixés à l'article 9 de la présente loi, est puni d'une amende de 25 à 100 fr.

Art. 23. — Tout docteur en médecine est tenu de déférer aux réquisitions de la justice, sous les peines portées à l'article précédent.

Art. 24. — Il n'y a récidive qu'autant que l'agent du délit relevé a été, dans les cinq ans qui précèdent ce délit, condamné pour une infraction de qualification identique.

Art. 25. — La suspension temporaire ou l'incapacité absolue de l'exercice de leur profession peuvent être prononcées par les cours et tribunaux, accessoirement à la peine principale, contre tout médecin, officier de santé, dentiste ou sage-femme, qui est condamné :

1° A une peine afflictive et infamante ;

2° A une peine correctionnelle prononcée pour crime de faux, pour vol et escroquerie, pour crimes ou délits prévus par les articles 316, 317, 331, 332, 334 et 335 du Code pénal;

3° A une peine correctionnelle prononcée par une cour d'assises pour les faits qualifiés crimes par la loi.

En cas de condamnation prononcée à l'étranger pour un des crimes et délits ci-dessus spécifiés, le coupable pourra également, à la requête du ministère public, être frappé, par les tribunaux français, de suspension temporaire ou d'incapacité absolue de l'exercice de sa profession.

Les aspirants ou aspirantes aux diplômes de docteur en médecine, d'officier de santé, de chirurgien-dentiste et de sage-femme condamnés à l'une des peines énumérées au paragraphes 1, 2 et 3 du présent article, peuvent être exclus des établissements d'enseignement supérieur.

La peine de l'exclusion sera prononcée dans les conditions prévues par la loi du 27 février 1880.

En aucun cas, les crimes et délits politiques ne pourront entraîner la suspension temporaire ou l'incapacité absolue d'exercer les professions visées au présent article, ni l'exclusion des établissement d'enseignement médical.

Art. 36. — L'exercice de leur profession par les personnes contre lesquelles a été prononcée la suspension temporaire ou l'incapacité absolue, dans les conditions spécifiées à l'article précédent, tombe sous le coup des articles 17, 18, 19, 20 et 21 de la présente loi.

Art. 27. — L'article 463 du Code pénal est applicable aux infractions prévues par la présente loi.

TITRE VI

DISPOSITIONS TRANSITOIRES

Art. 28. — Les médecins et sages-femmes venus de l'étranger, autorisés à exercer leur profession avant l'application de la présente loi, continueront à jouir de cette autorisation dans les conditions où elle leur a été donnée.

Art. 29. — Les officiers de santé reçus antérieurement à l'application de la présente loi, et ceux reçus dans les conditions déterminées par l'article 31 ci-après, auront le droit d'exercer la médecine et l'art dentaire sur tout le territoire de la République. Ils seront soumis à toutes les obligations imposées par la loi aux docteurs en médecine.

Art. 30. — Un règlement délibéré en conseil supérieur de l'instruction publique déterminera les conditions dans lesquelles : 1° un officier de santé pourra obtenir le grade de docteur en médecine;

2° un dentiste qui bénéficie des dispositions transitoires ci-après pourra obtenir le diplôme de chirurgien dentiste.

Art. 31. — Les élèves qui, au moment de l'application de la présente loi, auront pris leur première inscription pour l'officiat de santé, pourront continuer leurs études médicales et obtenir le diplôme d'officier de santé.

Art. 32. — Le droit d'exercer l'art dentaire est maintenu à tout dentiste justifiant qu'il est inscrit au rôle des patentes au 1er janvier 1892.

Les dentistes se trouvant dans les conditions indiquées au paragraphe précédent n'auront le droit de pratiquer l'anesthésie qu'avec l'assistance d'un docteur ou d'un officier de santé.

Les dentistes qui contreviendront aux dispositions du paragraphe précédent tomberont sous le coup des peines portées au deuxième paragraphe de l'article 19.

Art. 33. — Le droit de continuer l'exercice de leur profession est maintenu aux sages-femmes de 1re et de 2e classes reçues en vertu des articles 30, 31 et 32 de la loi du 19 ventôse an XI ou des décrets et arrêtés ministériels ultérieurs.

Art. 34. — La présente loi ne sera exécutoire qu'un an après sa promulgation.

Art. 35. — Des règlements d'administration publique détermineront les conditions d'application de la présente loi à l'Algérie et aux colonies et fixeront les dispositions transitoires ou spéciales qu'il sera nécessaire d'édicter ou de maintenir.

Un règlement délibéré en conseil supérieur de l'instruction publique déterminera les épreuves qu'auront à subir, pour obtenir le titre de docteur, les jeunes gens des colonies françaises ayant suivi les cours d'une école de médecine existant dans une colonie.

Art. 36. — Sont et demeurent abrogées, à partir du moment où la présente loi sera exécutoire, les dispositions de la loi du 19 ventôse an XI et généralement toutes les dispositions des lois et règlements contraires à la présente loi.

---

§ 5. — Plan et division.

47. — Dans le commentaire de la loi dont nous venons de donner le texte, nous suivrons pas à pas l'œuvre du législateur. Notre travail sera divisé en autant de chapitres qu'elle renferme de titres.

48. — Toutefois nous en ajouterons un dernier spécialement consacré aux lois de finance et de police relatives à la profession médicale. Notre ouvrage sera dès lors complet sur la matière et répondra au titre avec lequel nous le présentons à la bienveillance du public.

49. — Il s'adresse aux jurisconsultes et aux magistrats ; mais il se recommande également aux médecins soucieux de connaître les textes qui régissent l'exercice de leur profession.

Nous sommes heureux de pouvoir le placer sous le patronage de celui dont la loi du 30 novembre 1892 portera le nom, de M. le docteur Chevandier : il lui servira d'introducteur autorisé auprès des uns et des autres.

CHAPITRE PREMIER

SOMMAIRE : *Principe de la loi de 1892. Monopole d'enseignement et monopole d'exercice. — De l'enseignement de la médecine. — Condition de scolarités et d'examens. — De l'exercice de la médecine. — Unification des grades par la suppression de l'official de santé, et du doctorat en chirurgie. (Articles 1er, 6, 8 et 35 § 2 de la loi de 1892).*

§ 1er. — Principe de la loi de 1892. — Monopole d'enseignement et monopole d'exercice.

50. — La loi du 30 novembre 1892 est basée sur le même principe que celle du 19 ventôse an XI. Elle consacre deux monopoles, monopole d'enseignement et monopole d'exercice. D'une part, en effet, les examens qui conduisent au grade de docteur en médecine ne peuvent être subis que devant un établissement d'enseignement supérieur médical de l'Etat, facultés, écoles de plein exercice et écoles préparatoires réorganisées, et d'autre part nul ne peut exercer la médecine en France s'il n'est muni d'un diplôme délivré par le Gouvernement Français.

51. — Le législateur de 1892 a ainsi pris position contre les partisans de la liberté d'enseignement opposés à ces deux monopoles. Mais il faut dire que la cause de la liberté d'enseignement ne pouvait être discutée à propos d'une loi spéciale à la médecine, et que le libre exercice de l'art médical sans diplôme et sans garantie préalables d'études et d'examens n'a pas trouvé de défenseurs au Parlement(1). L'adversaire le plus résolu du projet de loi, M. le sénateur Hervé de Saisy, après en avoir combattu le principe et invoqué à l'appui de la thèse de la liberté absolue l'exemple de l'Angleterre et des Etats-Unis, conclut plus timidement à l'extension du droit, de pratiquer sans vexations et poursuites cette partie de la médecine qui n'exige pas tant de science, qui est la médecine usuelle que tout le monde peut connaître et devrait exercer (2) ».

(1) *Sénat*, séance du 1er avril 1892, *J. O.* du 2 avril.
(2) La constatation en a été faite à la *Chambre* par M. Lenglet, séance du 17 mars 1891, *J. O.* du 18 mars, et au *Sénat* par M. Cornil dans son rapport, p. 2.

52. — C'est qu'en effet si l'on tend de plus en plus à demander à la liberté la solution des problèmes sociaux, il faut, pour chaque cas particulier, examiner jusqu'à quel point l'état social en est susceptible. Or, dans une matière qui intéresse à un si haut degré l'ordre public et la santé générale, cette étude doit être minutieuse : elle ne doit négliger aucune contre-indication. Déclarer absolument libre l'exercice de la profession médicale, la permettre à tout venant et sans garantie eut été une mesure extrêmement grave. On invoque contre la thèse de la réglementation le charlatanisme qui partout s'affiche et réussit; que prouvent ses succès, sinon que l'opinion n'est pas encore assez éclairée pour qu'on puisse lui confier le soin de se guider elle-même? On a pris texte des incertitudes de la science médicale officielle de son caractère parfois divinatoire, de ses tâtonnements, des erreurs de la thérapeutique etc. (1) Qu'est-ce à dire, sinon qu'il faut fortifier les études et réorganiser l'enseignement ? Serait-ce relever le niveau scientifique que de permettre au premier venu l'exercice d'un art si difficile? Croit-on enfin que l'on pourrait passer brusquement et sans transition du système de réglementation étroite au régime de la complète liberté ? Quelle foule d'empiriques, dans le premier moment surtout, n'aurait pas surgi à la lumière de la publicité, et combien de temps n'aurait-il pas fallu pour que le public éclairé par nombre de procès retentissants renonçât au droit de se faire empoisonner ou estropier? Etait-ce là une expérience que l'on pouvait tenter sans scrupule en 1802 ? On l'a remarqué bien des fois, le peuple, et par ce mot il faut entendre tout le monde, le peuple, en fait de santé, n'est qu'un grand enfant; rien n'égale sa crédulité; il fait divorce avec la raison, il veut la guérison à tout prix et son aveuglement est sans bornes pour l'obtenir (2).

53. — On a invoqué l'exemple de l'Angleterre et des Etats-Unis. Mais il faut écarter ce dernier exemple, car tout le monde sait ce que la licence a fait en Amérique de la profession médicale. En Angleterre la liberté fut d'abord absolue : quiconque sans aucun titre, pouvait librement exercer la médecine et la chirurgie.

L'expérience a donc été complète. Qu'en est-il résulté ? C'est qu'en 1858 une réforme devenait indispensable. Le *medical act* de 1858 créa un registre officiel où sont inscrits les noms de tous ceux qui possèdent certains diplômes paraissant présenter des garanties suffisantes de capacité et d'expérience et ceux-là seuls peuvent exercer légalement dont les diplômes ont été vérifiés par le *Gene-*

---

(1) Rapport de M. Cornil, p. 2.

(2) Voir notre ouvrage : *Les médecins et la loi du 19 ventôse an XI*, p. 88 *et suiv.*

ral Conseil of medical Education and Registration et les noms inscrits sur le Registre officiel. L'exercice légal existe dans le droit de poursuivre en justice le paiement des honoraires; il donne seul le droit d'être expert en justice, de délivrer des certificats et d'être nommé aux fonctions administratives. En dehors de ces privilèges l'exercice de la médecine reste libre, sans garantie d'études ni de diplômes. Cette réforme de 1858, toute modeste qu'elle soit, est une première indication ; c'est un commencement de réglementation complète en 1879 par le *Dentist act* aux termes duquel nul ne peut exercer légalement la chirurgie dentaire sans être inscrit sur un registre officiel analogue à celui qu'a imposé aux médecins le *médical act*.

54. — Partout ailleurs l'exercice de la médecine est réglementé. Pour s'en convaincre il suffit de passer en revue les lois nouvelles que les diverses législations étrangères ont depuis vingt ans promulguées sur ce sujet. — Dans les Pays-Bas la loi du 25 décembre 1878 règle les conditions auxquelles s'obtient le diplôme de médecin, de sage-femme et de pharmacien et rappelle la loi du 28 avril 1876 sur la profession spéciale de la chirurgie et incidemment sur celle de dentiste. — En Danemarck, la loi du 29 avril 1871 réprime très sévèrement les délits d'exercice illégal. — La loi du 17 juillet 1878 pour l'Empire d'Allemagne frappe l'usurpation de titres médicaux de 300 marcks d'amende et en cas d'insolvabilité de la peine, des arrêts. — En Suisse, la loi fédérale du 19 décembre 1877 s'est bornée à appliquer à tout le territoire la législation adoptée par les cantons concordataires, aux termes de laquelle — le médecin reçu dans un canton peut pratiquer son art dans toute la Suisse. En 1878 dans le canton de Thurgovie, on a demandé la liberté absolue de l'exercice de la médecine, mais cette proposition a été rejetée. — Au Brésil, la loi de 1877 donne la liberté d'enseignement, mais non pas le libre exercice de la médecine. — En Belgique la loi du 20 mai 1876 réformant le système de collation des grades, se borne à prescrire l'entérinement, par une commission officielle, des diplômes délivrés par les Universités. L'obtention du diplôme après des examens sérieux et son enregistrement sont toujours nécessaires pour exercer l'art médical.

55. — Ainsi partout, même dans les législations les plus libérales, on s'efforce non-seulement de maintenir une sévère réglementation quant au droit de pratique, mais encore de l'étendre aux professions spéciales et d'aggraver les dispositions répressives de l'exercice illégal. Le principe posé par le législateur français de 1892, justifié déjà au point de vue rationnel, trouve donc un second point d'appui dans le droit comparé.

§ 2. — De l'enseignement de la médecine. — Conditions de scolarité et d'examens

56. — La loi de l'an XI, après avoir indiqué dans son article 2 les établissements d'enseignement chargés d'examiner et de recevoir les candidats aux grades en médecine, déterminait dans ses articles 6, 7, 8 et 9 les conditions de scolarité, le nombre et la matière des examens. L'honorable rapporteur de la loi à la Chambre des députés, M. Chevandier, et avec lui les membres de la commission nommée en 1885, s'appuyant sur ce précédent, sur le projet de loi préparé par M. de Salvandy en 1847 et sur l'importance capitale de ces questions, insistèrent vivement et à diverses reprises pour qu'elles fussent réglées par le législateur. « Les conditions d'études ont une telle importance qu'il nous semble impossible de les distraire du domaine législatif (1). »

57. — Toutefois l'avis contraire prévalut. On fit remarquer que les diverses réformes introduites depuis cinquante ans dans ces matières l'avaient été par ordonnances ou par décrets, que dans une loi destinée à durer on ne peut fixer exactement toutes ces choses car les programmes de l'enseignement doivent être modifiés suivant les progrès des sciences et aussi d'après la pratique même et les résultats expérimentaux de cet enseignement, qu'enfin c'est au conseil supérieur de l'Instruction publique qu'il appartient surtout de donner son avis sur les modifications des études, de la scolarité et des examens et au ministre de les faire mettre à exécution conformément à la loi organique du 27 février 1880 (2).

58. — La loi de 1892 ne devait donc pas s'occuper des questions d'études et d'examens. Mais par la force même des choses elle fut amenée sur deux points du moins à légiférer sur ces matières.

59. — Et d'abord elle croit devoir énumérer, dans son art. 1er les établissements d'enseignement supérieur médical de l'Etat devant lesquels les examens seraient subis : ce sont les Facultés, les écoles de plein exercice et les écoles préparatoires réorganisées. Puis elle ajoute : « Les inscriptions précédant les deux premiers examens probatoires pourront être prises et les deux premiers examens subis dans une école préparatoire réorganisée... »

60. — Cette incursion du législateur dans un domaine qu'il déclarait n'être pas le sien, s'explique par le désir de rassurer les professeurs des écoles préparatoires sur le sort de ces établissements,

(1) Rapport de 1885 p. 45.

(2) Conf. Avis du comité consultatif d'hygiène: Chambre des députés. — Session de 1890 annexe n° 620; — Rapport de M. Cornil p. 40.

dont l'avenir paraissait à jamais compromis par l'abolition de l'officiat de santé. Les candidats à ce grade forment une grande partie de leur clientèle : que leur restera-t-il désormais ? La suppression de l'officiat n'est-elle pas le signe précurseur de leur propre ruine ? Et alors, dit M. Cornil dans son rapport (1) « Nous nous sommes demandé de quelle façon nous pourrions favoriser les écoles de médecine et leur donner une compensation en échange de la perte des examens des candidats à l'officiat. Nous avons inscrit alors une disposition par laquelle les deux premiers examens probatoires pourront être subis devant une école préparatoire. »

61. — Pour comprendre la portée de cette disposition, il est nécessaire de connaître les conditions imposées, d'après les règlements actuels, aux aspirants au doctorat au point de vue de la scolarité et des examens.

62. — A cet égard le texte fondamental est le décret du 20 juin 1878 modifié par ceux des 23 juillet 1882 et 5 août 1884. Il faut y ajouter les deux décrets, du 1er août 1883. De la combinaison de ces textes résulte l'organisation suivante.

63. — Les études pour obtenir le diplôme de docteur en médecine durent quatre années. Les aspirants doivent produire au moment où ils prennent leur première inscription, le diplôme de bachelier ès-lettres et celui de bachelier ès-sciences restreint pour la partie mathématique. Ils subissent cinq examens et soutiennent une thèse. Les deuxième, troisième et cinquième examens sont divisés en deux parties. Le premier examen est subi après la quatrième inscription et avant la cinquième ; la première partie du deuxième examen, après l'expiration du dixième trimestre et avant la douzième inscription; la seconde partie de cet examen après la douzième et avant la quatorzième. Le troisième examen ne peut être passé qu'après l'expiration du seizième trimestre d'études. Les travaux pratiques de laboratoire, de dissection et le stage près des hôpitaux sont obligatoires : celui-ci ne peut durer moins de deux ans.

64. — Les examens portent : le premier, sur la physique, chimie et histoire naturelle médicale ; le deuxième, sur l'anatomie, l'histologie et la physiologie ; le troisième, sur la pathologie interne et externe, la pathologie générale, les accouchements et la médecine opératoire ; le quatrième, sur l'hygiène, la médecine légale, la thérapeutique, la matière médicale et la pharmacologie ; le cinquième, sur la clinique externe, interne et obstétricale et une épreuve pratique d'anatomie pathologique.

---

(1) p. 40.

65. — Les inscriptions peuvent toutes être prises et les examens tous passés devant les Facultés de l'Etat. Mais à côté des Facultés, il y a, comme nous l'avons vu, les écoles de plein exercice et les écoles préparatoires réorganisées par le décret du 1er août 1883. Or, en ce qui concerne les écoles de plein exercice, les aspirants au doctorat en médecine, élèves de ces établissements, peuvent y prendre leurs seize inscriptions et y passer le premier examen probatoire et les parties du deuxième examen devant un jury composé de deux professeurs et d'un agrégé de Faculté. Les aspirants-élèves des écoles préparatoires réorganisées peuvent y prendre dix inscriptions et y passer le premier examen probatoire et la première partie du second devant un jury composé de deux professeurs et d'un agrégé de Faculté.

66. — La modification apportée à ce régime d'études par la loi Chevandier consiste en ce que les élèves des écoles préparatoires réorganisées pourront y prendre douze inscriptions et y passer complètement les deux premiers examens. C'est donc, à deux inscriptions près, assimiler les écoles préparatoires aux écoles de plein exercice.

67. — Mais cette réforme pourra avoir une portée plus considérable. En effet, notre loi déclare que « *les inscriptions précédant les deux premiers examens probatoires pourront être prises dans une école préparatoire.* » Or, il suffira dans les réformes ultérieures, portant sur les examens et leur date, de reporter le second examen probatoire à la fin de la scolarité pour que les écoles préparatoires puissent conserver leurs élèves jusqu'après la seizième inscription. Remarquons que cette rédaction a été substituée au projet primitif, qui déterminait le nombre des inscriptions pouvant être prises dans les écoles préparatoires, et ce précisément dans le but de laisser la porte ouverte à une réforme plus complète (1).

68. — En première lecture, le Sénat avait voté un troisième paragraphe à l'article Ier, aux termes duquel les élèves occupant dans les villes où siège une école préparatoire des places d'internes et de prosecteurs, nommés au concours, auraient pu y prendre leur seize inscriptions. Cette disposition a été supprimée sur les observations du Ministre de l'Instruction publique. Il a fait remarquer que les écoles préparatoires n'étaient pas suffisamment outillées pour donner l'instruction nécessaire en quatrième année, et que dès lors il était difficile d'autoriser d'une façon générale les internes et les prosecteurs à y faire leur quatrième année, car ils pourraient y perdre leur temps. Mais, et ce point est à retenir, le Ministre a ajouté qu'il lui serait facile de donner des

---

(1) Rapport de M. Cornil, p. 47 et 48.

autorisations, lesquelles seraient justifiées, et de permettre à certains de ces jeunes gens de rester dans les écoles préparatoires en quatrième année. En effet, le Ministre de l'Instruction publique en a le droit suivant les règlements en vigueur, après avis du comité consultatif de l'enseignement public (1).

69. — Tout ce que nous venons de dire de la scolarité, des examens et des matières de l'enseignement s'applique aux étudiants inscrits dans les Facultés et écoles de la métropole. Or dans certaines de nos colonies, dans l'Inde française et à la Martinique notamment, nous avons des écoles de médecine où les jeunes gens commencent leurs études. Mais quand ils arrivent en France pour obtenir leur grade de docteur ils sont, d'après les règlements actuels, obligés de les recommencer. C'est pour obvier à cet inconvénient que M. Jules Godin a déposé au Sénat un amendement qui est devenu le § 2, de l'article 36 aux termes duquel « un règlement délibéré en conseil supérieur de l'instruction publique déterminera les épreuves qu'auront à subir pour obtenir le titre de docteur les jeunes gens des Colonies Françaises ayant suivi les cours d'une école de médecine existant dans une colonie ».

70. — A cette première exception générale aux règles rappelées par notre loi il faut ajouter celle que prévoit l'article 30, en spécifiant à quelles conditions un officier de santé pourra obtenir le grade de docteur. Nous l'étudierons dans notre chapitre consacré aux dispositions transitoires.

71. — Enfin pour ne rien omettre, ajoutons que la loi des 12 et 27 juillet 1875 modifiée par celle du 18 mars 1880, en proclamant la liberté de l'enseignement supérieur avec réserve au profit des facultés de l'Etat du droit exclusif de collation des grades, a autorisé les aspirants aux diplômes universitaires à prendre leurs inscriptions dans les facultés libres. En ce qui concerne l'enseignement de la médecine cette loi n'a pas produit de grands résultats pratiques. L'exception apportée par elle au principe du monopole de l'enseignement médical au profit de l'Etat est restée à peu près lettre morte, d'une part parce que la liberté d'enseignement sans le choix des programmes et le droit de faire passer les examens n'est qu'un vain mot et d'autre part, parce que cette liberté, même amoindrie, n'a été exercée que dans des limites très restreintes.

§ 3. — De l'exercice de la médecine. — Unification des grades par la suppression de l'officiat de santé et du doctorat en chirurgie.

72. — L'article premier de notre loi en posant ce principe que « nul ne peut exercer la médecine en France s'il n'est muni d'un

(1) Sénat, séance du 1er avril 1892. Discours du rapporteur.

diplôme de docteur en médecine » tranche une question pendante depuis 1811 devant les législateurs qui se sont succédés depuis cette époque, celle de la suppression ou du maintien des officiers de santé.

73. — Cette institution qui remonte au début de ce siècle a une origine historique déjà indiquée par nous. Convenait-il en 1892 de la maintenir ? Grosse controverse qui a suscité à la Chambre et au Sénat, d'interminables discussions et tenu en échec pendant neuf ans les efforts de M. Chevandier et des réformateurs de la vieille législation de l'an XI. Après avoir étudié les décrets qui régissent actuellement l'officiat, nous examinerons rapidement les arguments invoqués de part et d'autre.

74. — Les candidats au grade d'officier de santé doivent à défaut soit d'un diplôme de bachelier, soit d'un certificat d'études de l'enseignement secondaire spécial, soit d'un certificat d'examen de grammaire complété par l'examen scientifique conformément au décret du 1er août 1883, produire en prenant la première inscription de scolarité un certificat d'études délivré après examen dont le programme est spécifié par le décret du 30 juillet 1886. La durée des études est de quatre années, pendant lesquelles le candidat doit prendre seize inscriptions trimestrielles. Les travaux pratiques sont obligatoires : le stage hospitalier l'est également et commence avec la cinquième inscription pour se continuer jusqu'à la fin des études.

75. Quant aux examens ils sont de deux sortes et se divisent, d'après le décret du 1er août 1883, en examens de fin d'année et en examens définitifs. Les premiers sont passés devant un jury composé de professeurs de l'école préparatoire où le candidat est inscrit : ils sont au nombre de trois et portent : le premier sur la physique, la chimie, l'histoire naturelle et les premiers éléments d'anatomie ; le second sur l'anatomie descriptive et la physiologie ; le troisième sur la pathologie interne et externe.

Les examens définitifs, au nombre de trois également, comprennent ; le premier l'anatomie, la physiologie, et une épreuve pratique de dissection ; le second, la pathologie interne et externe, la thérapeutique, la matière médicale et une épreuve pratique de médecine opératoire ; le troisième la clinique interne et externe et la clinique d'accouchements.

76. — De ce qui précède il résulte que si l'on compare les officiers de santé aux docteurs on constate que le niveau scientifique professionnel est sensiblement égal entre eux. La différence existe surtout, au début des études, dans les titres et diplômes que les étudiants possèdent avant d'entrer dans les écoles de médecine. Est-elle la raison suffisante de conservation des deux ordres ? Ramenée à ces termes la question est bien près d'être jugée.

77. — Voici les principales raisons qui furent mises en avant pour le maintien de l'officiat : 1° Les médecins, docteurs et officiers de santé, sont très inégalement répartis sur le territoire français ; ils affluent dans les villes et les centres riches et désertent les campagnes à population clair-semée et pauvre. Or il faut admettre que les officiers de santé, appartenant à des familles modestes, ayant fait leurs études à moins de frais que les docteurs, se contenteront d'une moindre situation et iront plus volontiers se fixer dans les campagnes. Il faut donc, en les conservant, assurer le recrutement du personnel médical dans les petits centres et parmi les populations pauvres ; — 2° Le nombre total des médecins, officiers de santé et docteurs, est depuis cinquante ans en décroissance progressive. Ce chiffre est tombé de 18,000 à 14,800. Les populations rurales n'arriveront-elles pas à un moment donné à n'être plus desservies et ne vaut-il par mieux être soigné par un médecin de second ordre que de ne l'être point du tout ? En ce moment les officiers de santé constituent près du quart des praticiens. Si l'on supprime leur recrutement et leur grade seront-ils remplacés par un nombre égal de docteurs, et ne risque-t-on pas de diminuer encore le chiffre des médecins qui s'établiront au milieu des populations rurales !

78. — A ces considérations on a répondu : 1° La désertion des campagnes pauvres par les médecins est aussi bien le fait des officiers de santé que des docteurs (1) : elle est fatale dans l'état actuel des choses, ni les uns, ni les autres ne voulant s'établir dans une résidence où leur existence matérielle n'est pas assurée. Il n'existe à cette situation qu'un remède c'est l'organisation de l'assistance médicale dans les campagnes (2) ; — 2° Si le nombre des médecins exerçant en France a toujours été en décroissant depuis cinquante ans c'est la diminution progressive des officiers de santé qui en a réduit le nombre. Depuis 1847 jusqu'en 1886 ils ont diminué de 5,000 : le chiffre des docteurs s'est accru de 1,500 ; la différence entre ces deux nombres représente le chiffre de la diminution totale des médecins. Depuis la statistique de 1886 le nombre des docteurs a augmenté de 324 et celui des officiers de santé a diminué de 580.

On peut donc prévoir l'époque ou le recutement des candidats à l'officiat ne se fera plus et où par la seule force des choses il n'y aura plus d'officiers de santé (3). Compter sur eux pour combler les

(1) V. le tableau de la répartition des officiers de santé et des docteurs dressé par M. Cornil dans son rapport au Sénat, p. 13.

(2) V. le projet de loi déposé par M. le Ministre de l'Intérieur, annexé au procès-verbal de la séance du 3 décembre 1891 à la Chambre des députés.

(3) V. le tableau graphique inséré au rapport de M. Cornil, p. 24.

vides serait dès lors chimérique. S'il est utile d'assurer un recrutement plus nombreux de la profession médicale, on y arrivera plus sûrement d'une part, comme nous l'avons vu, en ouvrant plus larges les portes des écoles secondaires et en multipliant ainsi les centres d'instruction, d'autre part en modifiant les exigences actuelles relatives aux diplômes exigés des aspirants au doctorat (1). 3° Les dispositions de la loi militaire auront une influence néfaste sur le recrutement des officiers de santé. Les candidats au doctorat jouissent en effet du privilège de ne faire qu'un an de service, à la condition qu'ils soient docteurs ou internes des hôpitaux à 26 ans. Il n'en est point de même pour les candidats à l'officiat. Ils devront faire trois années de service. Dans ces conditions le nombre des candidats à l'officiat diminuera de moitié. — 4° Aussi les conseils généraux consultés sur la question de savoir si les populations rurales auraient à souffrir de la suppression des officiers de santé ont-ils à une grande majorité répondu négativement. Sur 89 départements 59 ont répondu qu'il n'y avait pas lieu de les maintenir, 21 ont pris leur défense et 7 ne se sont pas prononcés d'une façon ferme.

79. — Toutes ces raisons d'ordre divers ont convaincu nos législateurs : l'officiat de santé a vécu. Institution condamnée par les mœurs, déconsidérée dans l'opinion publique, sur le point de disparaître d'elle-même, il n'y avait qu'à enregistrer son acte de décès. C'est ce que fait l'article premier de notre loi en déclarant que « nul ne peut exercer la médecine en France s'il n'est muni d'un diplôme de docteur. » Mais il faut observer que cette disposition, malgré ses termes absolus et sa rédaction au présent ne dispose que pour l'avenir et sous le bénéfice des dispositions transitoires insérées dans les articles 28 et suivants.

80. — L'unification du titre médical est encore assurée par l'article 8 aux termes duquel le grade de docteur en chirurgie est et demeure aboli. Ce n'est là d'ailleurs qu'une constation de fait. Ce grade n'a plus été demandé ni donné par les Facultés de médecine depuis un grand nombre d'années, à ce point qu'en 1891 il n'existait plus qu'une personne en possession de ce diplôme (2). Il ne répondait à aucun privilège et était de lui-même tombé en désuétude.

81. — En revanche M. Aristide Rey avait proposé à la Chambre des députés (3) la création d'un diplôme scientifique supérieur au doctorat en médecine et qu'il qualifiait de doctorat es-sciences médicales ; il eut été exigé des professeurs de Facultés et d'écoles de

(1) V. à cet égard le rapport de M. Cornil, p. 36 et suiv.

(2) Rapport du Comité Consultatif d'hygiène. — Chambre des députés, annexe n° 620.

(3) Séance du 17 mars 1891.

médecine ou pour certaines situations élevées. Mais cet amendement ne fut pas soutenu par son auteur (1).

82. — Il nous reste à exposer la seule exception apportée par la loi du 30 novembre 1892 au principe de son article premier. Elle est contenue dans l'article 6. Les internes des hôpitaux et hospices français, nommés au concours et munis de douze inscriptions, et les étudiants en médecine dont la scolarité est terminée peuvent être autorisés à exercer la médecine pendant une épidémie ou à titre de remplaçants de docteurs en médecine ou d'officiers de santé. Cette autorisation délivrée par le Préfet du département est limitée à trois mois, mais peut être renouvelée. Il s'agit ici du Préfet du département non du domicile de l'impétrant mais du lieu où doit s'exercer la médecine.

83. — Cette disposition exceptionnelle se justifie facilement. Actuellement, en temps d'épidémie, on fait appel au zèle des internes et des étudiants, on applaudit à leur courage, parfois on les récompense et même on les décore ; mais ils exercent illégalement et on pourrait les poursuivre. Il en est de même dans le cas de remplacement d'un médecin temporairement empêché d'exercer. Notre article 6 n'est donc que la régularisation d'une situation parfois encoucouragée, souvent tolérée, quelquefois poursuivie.

CHAPITRE DEUXIÈME

CONDITIONS DE L'EXERCICE DE LA PROFESSION DE DENTISTE ET DES AUTRES PROFESSIONS SPÉCIALES DE LA CHIRURGIE ET DE LA MÉDECINE.

SOMMAIRE. — *Législation antérieure. — Conditions générales d'exercice de la profession de dentiste en vertu de la loi de* 1892. — *Droit de pratiquer l'anesthésie. — Des autres professions spéciales de la chirurgie et de la médecine* (*art.* 2 *de la loi*).

§ 1er. — Législation antérieure

84. — La loi du 19 ventôse an XI avait laissé sans la résoudre explicitement une question fort importante, celle qui concerne

(1) V. au sujet de cette création notre ouvrage : *Les médecins et la loi du 19 ventôse an XI* p. 92 in fine.

l'exercice de certaines parties restreintes de l'art chirurgical et notamment la profession de dentiste.

85. — Dans ce silence de la loi, la doctrine et la jurisprudence étaient profondément divisées sur le point de savoir si l'art dentaire échappait ou non aux prescriptions de la loi de ventôse, s'il constituait ou non l'exercice de la médecine ou de la chirurgie, si en un mot le premier venu sans diplôme d'aucune sorte pouvait le pratiquer, ou bien si au contraire il ne pouvait l'être que par des docteurs en médecine ou des officiers de santé.

86. — D'après un premier système, basé sur les traditions historiques (1) on ne devait être admis à exercer l'art du dentiste qu'à la condition d'être muni d'un diplôme de docteur ou d'officier de santé. C'est qu'en effet, et on l'a souvent fait remarquer, la simple extraction des dents est de nature à entraîner des accidents consécutifs, selon qu'elle est exécutée avec plus ou moins d'habileté : des hémorrhagies dangereuses, des syncopes peuvent survenir et nécessiter des soins médicaux immédiats qui entraîneront forcément le dentiste en dehors de son cercle restreint. Avant l'opération il faut apprécier si la douleur accusée n'a pas pour cause une affection des nerfs dentaires sur laquelle la dent signalée par le patient serait sans influence, ou bien encore si l'état d'inflammation plus ou moins intense des gencives ou des parois internes de la bouche ne commande pas un ajournement ; il faut aussi examiner si un vice de conformation ne prescrit pas de s'abstenir. Enfin l'art dentaire, et plus spécialement la prothèse dentaire, ont fait dans notre siècle de grands progrès ; l'habileté du dentiste ne consiste pas seulement aujourd'hui à procéder à l'extraction des dents ; les soins de la bouche, deviennent plus complets, plus délicats ; ils exigent des connaissances techniques, des notions générales d'anatomie et de physiologie, de médecine, d'hygiène et de mécanique. Une opération pratiquée par un dentiste ignorant peut avoir les résultats les plus funestes : on en a vu de tristes exemples surtout depuis que les dentistes n'hésitent pas à provoquer l'anesthésie locale ou même générale. Ces considérations déterminaient de nombreux auteurs à conclure à l'obligation générale pour tout dentiste d'être pourvu d'un diplôme (2).

---

(1) V. notre ouvrage : Les médecins et la loi du 19 ventôse an XI p. 61.

(2) Coffinière, *Encyclopédie du droit*. V° art. de guérir § 7 ; Marjolin, *Dictionnaire de médecine* ; Malgaigne *Manuel de médecine opératoire* ; Lisfranc, *Précis de médecine opératoire* ; Morin, *Dictionnaire de droit criminel*, V° art. de guérir p. 75. — Comp. sur la même question : Briand et Chaudé *Médecine légale* 10e édit. t. 2 p. 20 ; Gaz, hebd. de méd. et de chir. art. de Déchambre (1881 n° 38) et de Magitot même année n° 38, 39, 40 et 41 ; Union médicale, art. de David (1881 n° 164) ; Progrès méd. art. de Cruet (1882 n° 2).

87. — D'après un second système adopté assez généralement par la jurisprudence la profession de dentiste était complètement libre et dispensée de tout diplôme (1). Toutefois nous devons ajouter que l'emploi des anesthésiques généraux était considéré comme un acte l'exercice de la médecine et n'était permis qu'aux personnes munies de diplôme (2).

88, — Cette jurisprudence avait mis l'art dentaire dans un fâcheux état. Le recrutement de la profession s'opérait un peu partout : quiconque savait manier un outil et était fatigué d'un métier peu lucratif se faisait dentiste. Des serruriers, des forgerons, des gens de toute condition s'improvisaient dentistes ; non seulement l'instruction professionnelle leur faisait défaut, mais l'instruction élémentaire même, base de toute chose, était pour eux un superflu. Certes, ceux là n'occupaient qu'une situation infime dans la profession, mais enfin ils en faisaient partie. Au-dessus d'eux des mécaniciens-dentistes, compétents en mécanique, habiles manuellement à confectionner des pièces de prothèse, mais insuffisants sous le rapport scientifique, car ils n'avaient pas fait d'autres études professionnelles que d'apprendre leur métier dans les ateliers d'autres dentistes établis, plus âgés qu'eux, mais souvent aussi peu familiarisés avec la science dentaire. Enfin au sommet de la profession, quelques docteurs qui, pour des raisons diverses avaient abandonné la médecine générale pour l'odontologie, mais qui par suite d'un défaut de connaissances techniques ne pouvaient faire des praticiens complets. (3)

89. — Un tel état de choses constituait, on peut le dire, un véritable anachronisme. Il était regrettable que l'enseignement des maladies de la bouche et de l'art dentaire ne fut organisé dans aucune faculté ou école de médecine. On s'accordait cependant si bien à reconnaître qu'il était indispensable pour la sécurité des personnes d'imposer des conditions d'études et de diplômes aux dentistes, que l'initiative privée, bien avant la loi de 1892, avait tenté de combler sur ce point les lacunes de notre législation. Depuis de longues années déjà deux écoles dentaires libres sont ouvertes à Paris l'une rue de Rochechouart, l'autre rue de l'Abbaye toutes deux fondées en vue d'opposer à l'invasion des dentistes étran-

(1) Cass. 23 février 1827. Sirey, 27, 1, 214 ; 15 mai 1846, D. 46, 1, 189 ; Amiens, 26 juin 1846, Journ. du Pal. 1846, 2, 732. — *Contra* : Trib. corr. Boulogne 15 juin 1846, D. 46, 3, 123.

(2) Trib. Lille 8 avril 1873, D. 73, 3, 79 ; Douai 26 mai 1873, Journ. Le droit 13 juin 1873 ; Weill, de l'exercice illégal de la médecine n° 27.

(3) Rapport présenté au nom de la commission de réglementation de l'association générale des dentistes de France par E. Touchard, 1891. — Rapport de M. le sénateur Cornil p. 55 et 56.

gers diplômés des dentistes Français munis de connaissances odontologiques étendues et de certificats sérieux délivrés après examens. Des cours libres étaient également organisés par la société de stomatologie et des cliniques dentaires étaient établies dans plusieurs hôpitaux. La question était ainsi mûre pour une solution dans le sens de l'organisation d'un enseignement spécial et d'une réglementation législative.

§ 2. — **Conditions générales d'exercice de la profession de dentiste.**

90. — S'il était indispensable d'exiger des dentistes des conditions d'étude et de diplôme, c'eut été dépasser le but que de les soumettre à l'obligation d'être docteurs en médecine. Il ne fallait plus songer à leur imposer le titre d'officier de santé, puisqu'il était supprimé. On fut ainsi amené à créer un diplôme nouveau. C'est ce qu'avaient déjà fait dans notre ancien droit les déclarations du 24 février 1730 et de mai 1768 et c'est ce que proposait aussi le titre IV du projet de loi de 1848.

91. — De là la disposition de l'article 2 de notre loi de 1892 : « Nul ne peut exercer la profession de dentiste s'il n'est muni d'un diplôme de docteur en médecine ou de chirurgien-dentiste ». Cette dernière dénomination a suscité quelques difficultés lors de la discussion au Sénat : le projet primitif disait plus simplement : « diplôme de dentiste ». Mais la formule adoptée a paru plus conforme à l'usage.

92. — Quoi qu'il en soit l'honorable rapporteur de la loi au Sénat a ainsi défini le dentiste : « Pour nous, le dentiste est celui qui, muni du diplôme de dentiste, après avoir fait des études spéciales, après avoir subi des examens, peut ouvrir un cabinet de consultation..... Nous définirons l'exercice de la profession par la faculté donnée aux personnes munies de diplôme ou d'autorisation de traiter habituellement, journellement, des maladies de la bouche, de la muqueuse buccale, des dents. Ainsi les dentistes seraient des hommes instruits qui connaîtraient très bien les maladies de la bouche et qui pourraient traiter, non pas seulement les maladies de la dent seule, mais aussi les maladies des gencives, de la muqueuse buccale, en général, et même jusqu'à un certain point des maxillaires. Ils feraient aussi naturellement des extractions de dents, plombages et appareils, et poseraient ces derniers ». Nous avons tenu à citer cette définition, car elle indique d'une façon très nette la délimitation du champ de la pratique permise aux dentistes.

93. — La loi de 1892, fidèle en ceci à la réserve qu'elle s'était imposée n'a pas déterminé les conditions d'études et d'examens auxquelles seraient soumis les candidats au diplôme de chirurgien-dentiste : elle dispose que celui-ci sera délivré par le gouvernement français à la suite d'études organisées suivant un règlement rendu après un avis du conseil supérieur de l'instruction publique et d'examens subis devant un établissement d'enseignement supérieur Médical de l'Etat. Ce règlement n'a pas encore été édicté, mais il est certain qu'il devra s'inspirer de la définition donnée ci-dessus pour déterminer le programme des études théoriques et des épreuves pratiques imposées aux Candidats.

94. — Voici à cet égard les indications que nous fournit le rapport de M. Cornil : « Les Facultés et les écoles préparatoires pourront donner le diplôme de dentiste ; le Conseil supérieur arrêtera le programme des examens, qui devront porter sur l'anatomie, la physiologie générale et spéciale, sur la pathologie de la bouche et des dents, sur les règles et la pratique de l'anesthésie, sur les opérations spéciales à la dentisterie. Le jury d'examen sera composé de professeurs et agrégés dans les Facultés, de professeurs des écoles, auxquels on adjoindra un ou deux dentistes désignés parmi les plus instruits de la ville universitaire. Il nous semble qu'il sera nécessaire d'organiser aussi un enseignement dans les Facultés et écoles, et cela paraît très facile. Un prosecteur ou un agrégé de la Faculté serait chargé des cours et des démonstrations d'anatomie et d'histologie spéciaux à la tête, aux mâchoires, aux dents, à la bouche. La pathologie y serait enseignée de la même façon par un agrégé ou un chargé de cours. On n'aurait même à Paris que l'embarras du choix si l'on voulait nommer un professeur titulaire de stomatologie. Pour ce qui est de l'enseignement pratique, les cliniques existantes dans les hôpitaux de Paris, celles qu'on créerait facilement dans chaque grand hôpital des villes chefs-lieux de Faculté ou d'école, le stage exigé des élèves dans ces cliniques et dans le cabinet des dentistes suffiraient amplement. Paris offre, sous ce rapport, des ressources exceptionnelles, en raison des nombreuses cliniques dentaires hospitalières et de ses deux écoles dentaires. Ces dernières nous paraissent donner actuellement tout le programme des connaissances théoriques et pratiques qui seront exigées aux examens du diplôme de dentiste. Il serait facile de les rattacher par un lien officiel à nos établissements d'instruction, et d'utiliser, d'améliorer même leur organisation. »

95. — Donnons encore, pour mémoire, le règlement proposé à la Chambre par un certain nombre de Députés pour la scolarité et les examens des élèves dentistes. « Les jeunes gens munis du brevet simple ou du certificat d'études ou du certificat de grammaire, seront admis, comme les bacheliers de tout ordre, à se faire inscrire comme élèves dentistes. Cette inscription, reçue dans une Faculté ou une école de médecine de l'État, constatera le début du stage que doit faire l'élève. Ce stage d'une durée de trois ans, se fera chez un dentiste inscrit sur la liste officielle des dentistes diplômés ayant droit d'exercice. Durant la quatrième année, après avoir subi un examen de validation de stage, l'élève suivra les cours d'odontologie, d'anatomie générale et de pathologie. Il subira un examen devant un jury composé d'un professeur, de l'agrégé chargé du cours d'odontologie et d'un dentiste nommé par le ministre. Cet examen comporterait un interrogatoire sur l'anatomie et la pathologie générale et l'odontologie, ainsi qu'une épreuve clinique. Le diplôme de dentiste sera délivré à la suite de cet examen ». Ce projet de règlement a le tort de donner trop de temps et d'importance au stage qui sera le plus souvent illusoire et toujours sans contrôle, d'en donner trop peu aux études théoriques et générales et de négliger complètement une des branches les plus importantes de l'art dentaire, la prothèse.

§ 3. — Droit de pratiquer l'anesthésie.

96. — La question de savoir s'il fallait concéder aux dentistes munis d'un diplôme délivré dans les conditions ci-dessus le droit de pratiquer l'anesthésie a été l'objet de vives discussions. A tel point que si on parcourt les travaux préparatoires sur ce point on voit qu'à diverses reprises ce droit leur a été tour à tour accordé et refusé, soit totalement soit partiellement (1). En effet on a distingué dans les divers projets qui se sont succédés l'anesthésie locale de l'anesthésie générale, la première étant permise plus généralement que la seconde.

97. — Le projet de loi discuté à la Chambre des députés le 17 mars 1891, portait qu'en aucun cas « les dentistes n'auront à l'avenir le droit de pratiquer l'anesthésie générale ou locale sans l'assistance d'un docteur en médecine ». La commission supprima le mot « locale » ; mais le gouvernement persista à le maintenir. Toutefois la Chambre finit par voter un texte qui donnait aux dentistes diplômés conformément à la loi de 1892 le droit de pratiquer d'une manière générale l'anesthésie. Le projet vint ainsi devant le Sénat dont la commission rétablit l'interdiction pour eux de pratiquer l'anesthésie générale (2). Mais lors de la discussion M. le doc-

(1) V. rapp rt Chevandier, Chambre des Députés 27 octobre 1890, annexe n° 951 p. 36 ; Discussion, séance des 17 et 19 mars 1891.

(2) V. les raisons développées par M. le Sénateur Cornil, dans son rapport.

teur Brouardel, commissaire du gouvernement demanda la suppression de cette interdiction. « Nous avons demandé, dit-il, qu'on fît passer des examens aux candidats dentistes. Pourquoi ? Précisément pour qu'ils puissent employer les substances toxiques en connaissant leur maniement, pour qu'ils fussent exercés à pratiquer l'anesthésie ». Après une discussion assez longue (1) ce second avis du gouvernement prévalut et finalement l'art 2 fut voté tel qu'il est.

98. — Le droit pour les dentistes de pratiquer, même l'anesthésie générale, quand ils sont pourvus du diplôme spécial créé par la loi de 1892, ne résulte pas seulement des travaux préparatoires, mais encore de la rédaction de l'art. 32 de la loi ainsi conçu : « Le droit d'exercer l'art dentaire est maintenu à tout dentiste justifiant qu'il est inscrit au rôle des patentes au 1er janvier 1892. — Les dentistes se trouvant dans les conditions indiquées au paragraphe précédent n'auront le droit de pratiquer l'anesthésie qu'avec l'assistance d'un docteur ou d'un officier de santé ». Donc par *a contrario* les dentistes qui ne se trouvent pas dans les conditions indiquées au paragraphe 1er de cet article, c'est-à-dire les dentistes diplômés en vertu de la loi nouvelle, ont le droit de pratiquer seuls l'anesthésie même générale.

§ 4. — Des autres professions spéciales de la chirurgie et de la médecine

99. — La loi de 1892 n'a rien dit des professions spéciales de la chirurgie et de la médecine, mais nous pensons que le principe général posé par son article 1er les domine comme les dominait déjà le principe de la loi de ventôse. En conséquence quelque spéciale que soit la profession, dès qu'elle constitue l'exercice de la médecine elle ne peut être exercée que par des docteurs en médecine.

100. — Cette solution doit en principe, selon nous, s'appliquer aux oculistes, aux rebouteurs ou renoueurs d'os, aux lithotimistes, aux orthopédistes, aux chirurgiens-bandagistes-herniaires, aux pédicures, aux magnétiseurs et même aux masseurs, au moins pour certaines opérations. Pour l'établir nous devons faire un retour sur notre ancienne législation.

101. — Les anciens règlements contenus dans les statuts de la communauté des chirurgiens de Paris, approuvés par lettres patentes de septembre 1699 imposaient aux *oculistes*, *renoueurs*

(1) Sénat, séance du 18 mars 1892.

d'os et lithotimistes l'obligation de passer des examens sur la partie spéciale de la chirurgie à laquelle ils se destinaient : à leur qualification particulière, ils ne pouvaient ajouter que le titre *d'experts* et ils devaient se borner strictement à la partie pour laquelle ils avaient été reçus. Plus tard, ni dans les nouveaux règlements approuvés par lettres patentes de mai 1760, ni dans l'édit de 1768 donné pour le collège royal de chirurgie de Paris, on ne trouve plus de dispositions spéciales pour les oculistes, les lithotimistes et les renoueurs d'os et on en concluait qu'ils devaient se soumettre aux conditions générales d'études et d'examens imposées aux chirurgiens.

102. — Puis, toute cette réglementation très sage disparaît au milieu de l'anarchie révolutionnaire. Le désordre est tel, qu'une réaction se produit et prend corps dans la loi de l'an XI qui elle, pose des principes généraux et absolus : pour exercer la médecine ou la chirurgie, il faut se faire recevoir docteur ou officier de santé. Puis vient la loi de 1892 qui supprime l'officiat de santé. Elle ne crée que deux exceptions en faveur des sages-femmes, des dentistes et institue pour eux des diplômes spéciaux. Donc, semble t-il, plus d'oculistes, plus de renoueurs d'os : tous ceux qui à un titre quelconque exercent même d'une façon restreinte ou secondaire l'art chirurgical, les oculistes. les orthopédistes, les pédicures, les rebouteurs, tous doivent être munis du diplôme de docteur seul conservé par la loi de 1892.

103. — Cette opinion très radicale, je le reconnais, s'appuie d'une part sur notre ancienne jurisprudence, d'autre part sur les textes des lois de ventôse et de novembre 1892, ainsi que sur l'esprit qui a présidé à leur rédaction. Enfin, elle est la seule qui puisse se justifier au point de vue médical.

104. — Nous venons de constater que notre ancien droit, dans son dernier état, ne faisait plus mention de ces diverses spécialités que les ordonnances antérieures avaient si minutieusement réglementées. Que pouvait-on conclure de ce silence? Que ces professions étaient désormais libres et que quiconque, sans études et sans diplôme, pourrait impunément les exercer ? Personne n'osa le soutenir. Mais du moins s'en référa-t-on à l'ancienne législation et puton se contenter du brevet d'expert? On ne le fit encore pas. Ce que l'on décida, c'est que la règle générale reprenait son empire dès que le législateur ne retenait plus formellement et explicitement les exceptions anciennes, et quiconque voulut exercer la partie même la plus étroite et la plus minime de l'art chirurgical, dut se faire recevoir au collège de Saint-Côme. Seuls, les experts-dentistes survécurent : c'est que l'édit de 1768 leur réservait en toutes lettres leur situation antérieure.

105. — Ces décisions de notre ancienne jurisprudence sont très remarquables; et comme dans le débat soulevé par nos lois actuelles elles ont à mon avis, au point de vue juridique, une grande importance, je veux en citer quelques-unes.

106. — Le principe général qui les domine toutes est posé par un arrêt du Parlement de Paris du 15 juillet 1755; il ordonne que « les édits et règlements concernant l'exercice de la chirurgie seront exécutés suivant leur forme et teneur : en conséquence, fait défenses à tous empiriques, vendeurs d'orviétan, et à toutes autres personnes de quelque qualité et condition qu'elles soient, *non reçus maitres dans les communautés de chirurgiens* des villes du royaume d'exercer en façon quelconque l'art de chirurgie ».

107. — En 1766, le Parlement de Flandre fit application de ces principes à un individu qui sans diplôme exerçait la profession de *bailleul ou renoueur d'os.*

108. — Voici dans quelles circonstances : Le sieur Alavoine, se qualifiant d'ostéologiste, avait obtenu des échevins de Douai, de Lille et d'Arras, la permission d'exercer son art dans ces trois villes qui même l'avaient pensionné. Il y avait treize ans qu'il jouissait tranquillement du fruit de cette permission, lorsque le sieur Houssoy, lieutenant du premier chirurgien du roi, à Douai, se pourvut à la gouvernance de cette ville pour qu'il lui fût fait défense de se mêler en aucune manière d'ostéologie. Alavoine se défendit en disant que l'ostéologie ne faisait point partie de la profession de chirurgien. Le 12 août 1765, sentence de la gouvernance de Douai qui déboute le sieur Houssoy. Appel au Parlement de Flandre où, après une instruction très contradictoire, il est intervenu le 29 juillet 1766 un arrêt qui a infirmé la sentence de la gouvernance de Douai, ainsi que la permission accordée à Alavoine et a condamné celui-ci à tous les dépens.

109. — Ainsi donc après les lettres patentes de 1760, toutes ces professions spéciales de la chirurgie, sauf celle de dentiste, rentrèrent dans le droit commun et furent soumises à l'obligation de la réception au collège des chirurgiens.

110. — Eh bien! la loi de l'an XI et celle de 1892 animées du même esprit que le législateur de 1760, estimant comme lui que le pouvoir social, une fois admis le principe de la règlementation, a le droit et le devoir de se montrer en pareille matière d'autant plus exigeant que les moyens d'instruction sont plus développés, a suivi la même voie. En 1760, on ne retient qu'une exception; en 1803, on fait un pas de plus, toute exception est supprimée; enfin en 1892 on revient à l'exception créée en 1760. Qu'est-ce à dire sinon que nous devons faire sur la loi de 1892, le même raisonnement que nos anciens jurisconsultes faisaient sur l'édit de 1768. Dans les deux cas, nous nous trouvons en présence d'une loi générale et absolue qui, par ses dispositions, embrasse l'ensemble des faits dont la réunion constitue l'art de guérir *in extenso*. Elles s'appliquent dès lors virtuellement à ces spécialités diverses qui ne sont que les parties du tout.

111. — Raisonner autrement, ce serait supposer aux législateurs de l'an XI et de 1892, moins de vigilance qu'à ceux de 1699, qui eux, du moins, exigeaient des garanties. La loi de ventôse doit être d'autant plus à l'abri d'un pareil soupçon qu'elle porte l'empreinte de l'esprit de réaction qui l'a inspirée : on venait d'être témoin des abus dangereux d'une liberté sans règles ni freins, et on a voulu créer en faveur de la santé publique des garanties d'autant plus fortes que les excès de la licence avaient été plus terribles. Et alors, au lieu de ces examens trop faciles qui conduisaient au brevet d'expert en telle ou telle branche de la chirurgie, elle a créé pour les cas moins graves, pour ceux dont s'occupent les dentistes, les pédicures, les rebouteurs, pour ces opérations dites de petite chirurgie, le diplôme plus sérieux d'officier de santé. Quant à la loi de 1892 elle a supprimé ce dernier diplôme mais en créant un brevet spécial pour les dentistes ; n'a-t-elle pas ainsi manifesté son intention de laisser dans la règle générale toutes les autres manifestations de l'art de guérir ?

112. — N'est-ce pas, en effet, dans les spécialités que le charlatanisme s'exerce le plus facilement et devient plus dangereux ? N'est-ce pas dès lors sur ce point que devaient porter les efforts du législateur ?

113. — C'est ainsi que l'administration a interprété la loi : « Toutes les fois, dit une circulaire du ministre de l'agriculture et du commerce, M. Cunin-Gridaine, toutes les fois que l'administration a été consultée sur la question de savoir s'il faut être docteur en médecine ou officier de santé pour exercer la profession de dentiste, elle a répondu affirmativement. Il lui a paru que l'art du dentiste étant une branche de la chirurgie, nul ne devait être autorisé à le pratiquer sans avoir justifié des connaissances exigées du chirurgien et qu'il y avait lieu d'appliquer aux contrevenants les dispositions des art. 35 et 36 de la loi du 19 ventôse an XI. » Ce que cette circulaire dit du dentiste, il faut l'étendre à tous les autres.

114. — Enfin les Chambres ont tellement considéré l'art des dentistes, des oculistes, etc., comme faisant partie de la chirurgie, que la loi du 25 avril 1844 les affranchit, comme les autres médecins et chirurgiens, et au même titre qu'eux, de la patente que tous avaient payée jusque-là. En effet, la Commission de la Chambre des députés avait déclaré que l'exemption devait profiter à « tous les *médecins, chirurgiens, officiers de santé, oculistes, dentistes et sages-femmes*. » Or, M. Bouillaud fit observer que les termes de la loi de l'an XI sont généraux et comprennent toutes les classes : aussi fit-il adopter la rédaction suivante : « Les docteurs en médecine, les docteurs en chirurgie, les officiers de santé, les sages-femmes ». Il fut entendu que les oculistes et les dentistes figuraient dans cette nomenclature générale (1). »

115. — Et en effet cette solution est la seule vraiment pratique ; elle est la seule qui remplisse le but du législateur et protège la santé publique contre les entreprises des empiriques dont la témérité est toujours en raison directe de l'ignorance. Qu'on ne dise pas que tous ces spécialistes ont plutôt besoin d'habileté et de dextérité que de science et que leur art est plus mécanique que chirurgical : ce serait une grave erreur qu'un moment de réflexion suffit à dissiper.

116. — Et d'abord, en ce qui concerne l'art de l'oculiste, personne n'oserait le soutenir : l'organe de la vue est trop délicat et en même temps trop compliqué, il exige des soins trop minutieux pour qu'il puisse être livré impunément à des mains inhabiles. Le traitement des maladies des yeux peut, dans un grand nombre de cas, exiger des opérations chirurgicales extrêmement délicates ; l'art de l'oculiste fait donc essentiellement partie de la chirurgie et doit être interdit aux personnes non munies de diplômes.

117. — Les rebouteurs, appelés aussi *renoueurs d'os* ou *bailleuls*, dont l'art consiste à réduire les luxations et les fractures des os et qui à ce titre constitue une partie importante de la chirurgie, doivent être soumis à la même obligation. Une réduction mal faite peut avoir de très graves conséquences.

118. — Nous donnerons encore la même solution pour ce qui concerne les *orthopédistes*, c'est-à-dire ceux qui se livrent spécialement au redressement de la taille. Les moyens usités peuvent être fort dangereux s'ils sont employés sans discernement et abandonnés à des ignorants. « Il est d'ailleurs plus difficile, dit M. Dubrac, de rendre droite la colonne vertébrale d'un bossu que de réparer un bras cassé. Si donc on exige le diplôme pour les rebouteurs, pourquoi ne pas l'exiger aussi des orthopédistes ? »

119. — Il en serait encore de même de ceux qui pratiquent la lithotritie, la chirurgie herniaire et le magnétisme appliqué à la médecine ou l'électrothérapie.

120. — Quant aux pédicures et aux masseurs, je comprends que l'on hésite bien davantage, ces professions ayant pour objet plutôt la propreté ou la toilette que la santé. Cependant on peut rappeler que plusieurs accidents graves sont survenus à la suite d'opérations

---

(1) V. M. Dubrac, *op. cit.*, p. 324. — Duverger, *Collection des lois* 1844, p. 242.

maladroites faites par des pédicures ignorants; c'est ainsi qu'en 1882 le célèbre docteur Ricord faillit perdre la vie à la suite d'une arthrite occasionnée par l'opération qu'un pédicure lui avait fait subir. Ce qui me paraît démontrer assez clairement que ces spécialistes ne sont pas toujours aussi inoffensifs qu'on veut bien le dire.

121 — Ainsi donc, sans admettre aucune distinction, quiconque, à n'importe quel titre et quelque restreint que soit le domaine où il prétend s'enfermer, fait œuvre de médecin ou de chirurgien doit être muni d'un diplôme.

122. — Cette opinion qui, je le reconnais, nous est personnelle, n'est admise avec ce caractère absolu ni par la jurisprudence, ni par les auteurs. Voici en quelques mots le système qui prévaut en doctrine et en jurisprudence. Sans prendre parti sur la question de principe on fait des distinctions et parmi les professions spéciales de l'art de guérir, les unes sont astreintes au diplôme tandis que les autres en sont dispensées.

123. — Sont astreints à se pourvoir d'un diplôme : 1° Les *oculistes* (1) ; 2° Les *rebouteurs, renoueurs d'os ou rhabilleurs* (2) ; 3° Ceux qui pratiquent l'*orthopédie médicale* (3) ; 4° Les *magnétiseurs* et ceux qui emploient l'électricité pour le traitement des maladies (4) ; 5° Ceux qui pratiquent la *lithotritie* et la *lithotomie*, car elles sont même considérées comme de grandes opérations chirurgicales (5) ; aussi est-il juste de reconnaître que personne ne les pratique sans diplôme : ces spécialités ont disparu.

124. — Au contraire ne sont pas astreints à se munir d'un diplôme. 1° Les *pédicures et les manicures* (6) ; 2° Les *masseurs* (7).

---

(1) Cass. 20 juillet 1833, S. 33. 1. 536, J. P. 34. 1. 46, D. 23. 1. 315; 14 mars 1839, S. 39. 1. 751, J. P. 43. 1. 353, D. 39. 1. 232.

(2) Cass. 27 mai 1854, D. 54. 1. 372, S. 54. 1. 818. — Conf. Cass. 1er mars 1844, D. 44. 3. 32 ; Weil, de l'exercice illégal de la méd. n° 28 ; Briand et Chaudé, op. cit. t. 2 p. 518.

(3) D. Rép. V° médecine. n° 42 ; Dubrac, Traité de jurisp. méd. n° 327 ; Weil, op. cit. n° 23 ;

(4) Trib. corr. Seine, 18 août 1876, annales d'hygiène et de médecine légale année 1876 p. 475 ; Cass. 24 Déc. 1852, S. 52. 1. 858, D. 53. 1. 40 ; Cass. 18 août 1860. S. 61. 1. 661, D. 60. 1. 464 : 7 janvier 1876 Bull. Cass. crim. 76. 8 ; 25 mars 1884. La loi 29 mars 1884 ; Paris 26 mai 1884. Gaz. Pal. 84. 1. suppl. 71 ; Cass. 18 juillet 1884. Gaz. Trib. du 30 sept. 1884. D. 85. 1. 42 ;

(5) Briand et Chaudé. op. cit. t. 1. p. 67 ;

(6) Briand et Chadué, op. cit. t. 2 p. 520.

(7) Colmar 27 mai 186 . *Le Droit* du 4 oct. 1862 ; Trib. corr. Saint-Quentin 18 nov. 187 . *Le Droit* du 23 nov. 1857 ; Trib. corr. Bourgoing 1 Dec. 1884. Gaz. Pal. 85. 1. 207. — *Contrà*, Briaud et Chandé op. cit. p. 513.

125. — La jurisprudence n'a rien décidé en ce qui concerne les *chirurgiens-bandagistes herniaires*, mais les auteurs tendent à exiger d'eux un diplôme (1).

126. — Il nous semble impossible, en présence d'une loi comme celle de 1892, qui pose un principe général, d'établir *a priori* de semblables distinctions. Un tel système a contre lui et le texte de la loi qui est absolu et l'esprit dans lequel il a été conçu : il est combattu et par les souvenirs de notre ancienne jurisprudence et par les indications de la pratique médicale Il est enfin contraire à toutes les règles d'interprétation et à la première de toutes, à savoir que là ou la loi ne distingue pas le jurisconsulte ne peut pas distinguer. « Ubi lex non distinguit nec nos distinguere debemus ». (2)

127. — Mais qu'il soit bien entendu que nous ne posons ici que la question de principe, la question professionnelle, et que quand il s'agira de poursuites pour exercice illégal les tribunaux auront toujours le droit d'apprécier en fait si les actes incriminés constituent l'exercice illégal de la médecine ou de la chirurgie, au sens de la loi de 1892, c'est-à-dire une direction habituelle et suivie du traitement des maladies ou des affections chirurgicales.

CHAPITRE TROISIÈME

CONDITIONS DE L'EXERCICE DE LA PROFESSION DE SAGE-FEMME

SOMMAIRE. — *Scolarité et examens ; maintien des deux classes. Limites imposées aux sages-femmes dans l'exercice de leur profession. — Des femmes médecins.* (*art. 3 et 4 de la loi*).

§ 1er. — Scolarité et examens ; maintien des deux classes.

128. — Nous avons vu précédemment que l'absence de réglementation générale, en ce qui concerne les conditions de scolarité et d'examens imposées aux élèves sages-femmes, avait produit des diversités regrettables dans les programmes d'enseignement et par suite dans la capacité des récipiendaires. Les sages-femmes qui sor-

A moins toutefois que les opérations de massage ou de frictions aient pour but la réduction de la fracture d'un membre ou de toute autre partie du corps humain (Grenoble 22 janvier 1885, Rec. an. Grenoble 85. 1. 105. Gaz. Pal. 85. 2. 47).

(1) Dalloz, Rép. V° médecine, n° 43 ;

(2) V. l'article que nous avons publié sur le même sujet dans la *Revue de droit français* 26e année (1882) tome LI page 413 et suiv.

tent de la Maternité de Paris et de certaines Maternités de province, où l'enseignement théorique et pratique est sérieux, sont instruites et souvent remarquables dans leur art : mais chez la plupart de celles qui exercent dans les campagnes « le niveau scientifique est tellement bas, qu'il est presque nul ». (1) Une double réforme s'imposait donc au législateur de 1892 : unifier l'enseignement et relever le niveau des examens.

129. — Fidèle à son principe de ne pas empiéter sur un domaine réservé au conseil supérieur de l'Instruction publique, la loi nouvelle se borne à déclarer dans son article 3 que « les sages-femmes ne peuvent pratiquer l'art des accouchements que si elles sont munies d'un diplôme de 1re et de 2e classe, délivré par le gouvernement français à la suite d'examens subis devant une faculté de médecine, une école de plein exercice ou une école préparatoire de médecine et de pharmacie de l'Etat. Un arrêté pris après avis du conseil supérieur de l'Instruction publique déterminera les conditions de scolarité et le programme applicable aux élèves sages-femmes. » Ce n'est pas encore la double réforme réclamée, mais c'est la promesse qu'elle sera réalisée à brève échéance.

130. — Notre loi a conservé les deux classes de sages-femmes. Il eût cependant paru logique, alors qu'on unifiait la pratique de l'art médical en général en supprimant l'officiat de santé, d'unifier de même la pratique obstétricale en supprimant la deuxième classe. C'est en effet ce que les projets primitifs proposaient : mais cette suppression a paru incompatible avec les nécessités sociales. Il y a en France 13.603 sages-femmes d'après la statistique médicale de 1886. Sur ce nombre il faut retrancher 1787 sages-femmes qui exercent dans le département de la Seine, parce que la statistique n'a pas distingué les sages-femmes de 1re et de 2e classe. Dans les autres départements elles sont au nombre de 11806, dont 3552 de 1re classe et 8264 de 2e classe : soit sur trois sages-femmes une de première classe et deux de seconde. Dans ces conditions il eut été imprudent de faire disparaître, même par voie d'extinction, les sages-femmes de seconde classe : car si elles sont très nombreuses, beaucoup plus nombreuses que celles de 1re classe, c'est qu'elles sont utiles et répondent à un besoin. D'autre part si on étudie la répartition des deux classes sur le territoire français on s'aperçoit que les sages-femmes de seconde classe sont un peu plus nombreuses que celles de première dans les villes au-dessus de 10,000 habitants ; là en effet, on compte 1047 sages-femmes de 1re classe et 1304 de 2e classe ; il reste donc 6960 sages-femmes de 2e classe et 2505 de 1re classe établies dans les petites communes. Il résulte évidem-

(1) Dict. encycl. de science méd. vº Médecine (enseignement) Dr Montanier.

ment de cette répartition que les sages-femmes de 2e classe répondent au but pour lequel elles ont été créées, c'est-à-dire qu'elles se fixent dans la proportion de 3 pour une, dans les petites villes et les campagnes. Cette seconde raison a paru décisive pour les conserver.

131. — Notre article 3 ajoute : « Les sages femmes de 1re et de 2e classe continueront à exercer leur profession dans les conditions antérieures. » Cette disposition qui remplace le texte proposé par la commission du Sénat (1) aux termes duquel les sages-femmes boursières d'un département étaient tenues de résider dans le département où elles ont pris l'engagement de se fixer, signifie simplement que les sages-femmes de deuxième classe, restant soumises aux lois et règlements antérieurs, ne peuvent pratiquer que dans le département pour lequel elles ont été reçues. Le texte adopté par la Chambre des députés portait que les unes et les autres auraient le droit d'exercer sur tout le territoire, mais cette disposition supprimée par le Sénat ne fut pas maintenue (2) ; elle fut remplacée par la disposition ci-dessus reproduite. Du reste, comme on l'a fait remarquer, l'obligation de la résidence dans un département donné fait partie intégrante de la définition de la sage-femme de 2e classe.

§ 2. — Limites imposées aux sages-femmes dans l'exercice de leur profession

132. — La loi de 1892 n'a rien innové sur ce point : elle se borne à reproduire, en la précisant, la double restriction apportée par la législation antérieure à l'exercice de l'art des accouchements par les sages-femmes.

133. — Il leur est interdit dit l'art. 4, d'employer des instruments. Dans le cas d'accouchements laborieux, elles feront appeler un docteur en médecine ou un officier de santé. Rappelons qu'en ce qui concerne l'officier de santé, cette disposition n'est que transitoire. Elle ne fait relativement à la prohibition d'employer les instruments c'est-à-dire le forceps, le céphalotribe, etc..., que répéter l'interdiction déjà prononcée par l'art. 33 de la loi de ventôse ; mais elle l'édicte d'une façon encore plus absolue ; car ce dernier texte ne visait que les accouchements laborieux, tandis que notre loi nouvelle, en ne distinguant pas, prohibe l'emploi des instruments, même dans le seul but d'accélérer un accouchement un peu long mais qui n'aurait pas le caractère de laborieux.

134. — La jurisprudence qui s'était formée sur l'interprétation de l'art. 33 de la loi de l'an XI avait déjà donné à ce texte sa véri-

---

(1) V. rapport de M. Cornil, p. 62.
(2) Ibid.

table interprétation en décidant que dans tous les cas graves et toutes les fois que la sage-femme serait en présence d'un accouchement difficile et au-dessus de ses forces, il y aurait de sa part imprudence repréhensible à l'entreprendre et à le continuer sans l'assistance d'un docteur, peu importe qu'il y ait ou non à appliquer les instruments. Comme conséquence de cette faute grave, les art. 319 et 320 du Code pénal devenaient applicables en cas d'accident. On faisait en effet remarquer qu'on invoquerait vainement la loi de ventôse qui prévoit la seule hypothèse d'application des instruments, car son article 33 en posant une règle particulière, ne pouvait suspendre l'application des principes généraux (1). La loi de 1892 consacre cette jurisprudence, en ajoutant toutefois au texte antérieur que, dans le cas d'accouchement laborieux, la sage-femme fera appeler un docteur ou un *officier de santé*. La loi de ventôse n'indiquait que les docteurs en médecine; car sous cette législation l'officier de santé, ne pouvait pas pratiquer les grandes opérations chirurgicales au nombre desquelles la jurisprudence rangeait l'emploi du forceps; mais nous verrons que la loi de 1892 fait disparaître cette différence entre les docteurs et les officiers de santé qu'elle maintient transitoirement dans l'exercice de leur art (2).

135. — La seconde restriction édictée par notre article 4 est ainsi conçue: » Il est également interdit aux sages-femmes de prescrire des médicaments sauf le cas prévu par le décret du 29 juin 1873 et par les décrets qui pourraient être rendus dans les mêmes conditions, après avis de l'Académie de médecine ». — La loi de Ventôse n'interdisait pas aux sages-femmes de prescrire des médicaments, mais l'ordonnancce de 1846 sur les subtances vénéneuses dit que leur vente ne peut être faite que par des pharmaciens et sur la prescription d'un chirurgien, médecin, officier de santé ou vétérinaire breveté. Cette ordonnance souleva bien des difficultés et, en 1872, le préfet de police pria l'Académie de médecine de lui faire connaître si, dans l'état actuel de la législation, il est possible d'accorder aux sages-femmes l'autorisation de prescrire le seigle ergoté. « Ne l'oublions pas, disait M. Tarnier, rapporteur, il est interdit à la sage-femme d'employer les instruments : que fera-t-elle si les contractions utérines se ralentissent ou se suspendent, alors que la tête du fœtus est près de l'orifice vulvaire et qu'il suffirait de quelques efforts pour l'expulser? La sage-femme atten-

(1) Cass. 18 sept. 1817, S. et J. P. Chron., D. A. 12 973; Weil, de l'exercice illégal de la méd n° 51 ; Briand et Chandé, op cit. 8, t. 1 p. 86; Roland, Les médecins et la loi du 19 ventôse an XI, p. 34 et 35.

(2) Rapport de M. Chevandier. — Chambre des députés, séance du 11 juin 1892, Annexe n° 2156, p. 10 et 11.

dra-t-elle, au grand détriment de la vie de l'enfant, l'arrivée du médecin qui aura quelquefois un long trajet à parcourir? etc. » Que fera la sage-femme en cas d'hémorragie post-puerpérale? Aussi conformément à l'avis de l'Académie, un décret du 23 juin 1873 permit aux sages-femmes de prescrire le seigle ergoté. En ce moment, l'Académie de médecine est saisie d'une question analogue. Un certain nombre d'épidémies de fièvres puerpérales ont pour cause le transport, par une sage-femme, de la maladie d'une accouchée malade à dix, quinze ou vingt femmes, qui ne seraient pas mortes si la sage-femme avait pu se servir des antiseptiques. L'Académie dans la séance du 11 février 1890, a demandé que les sages-femmes fussent autorisées à prescrire et à employer les antiseptiques dans des conditions déterminées. Il faut que la loi permette, si de nouvelles nécessités étaient démontrées, des autorisations analogues (1). De là la disposition de l'art. 4, 2e alinéa de la loi de 1892.

136. — Il était de jurisprudence, sous l'empire de la loi de l'an XI et par une interprétation logique de ses dispositions, (car elle prescrivait que les élèves sages-femmes seraient examinées non seulement sur la théorie et la pratique des accouchements, mais encore sur les accidents qui peuvent les précéder, les accompagner et les suivre et sur les moyens d'y remédier), que les sages-femmes pouvaient soigner les maladies légères et les accidents sans gravité qui précèdent, accompagnent ou suivent d'ordinaire les accouchements (2). La loi de 1892 en leur interdisant de prescrire des médicaments a-t-elle entendu leur enlever ce droit? Nous ne le pensons pas. Rien dans les travaux préparatoires ne peut faire supposer que le législateur ait voulu innover sur ce point. Il ne faut donc pas entendre d'une façon absolue l'interdiction de prescrire des médicaments qu'édicte l'article 4 ; il convient au contraire de donner à cette dernière expression, le sens qu'elle a dans l'ordonnance de 1846 : elle est synonyme de substance vénéneuse. C'est ce qu'indique clairement la suite de notre texte... « sauf le cas prévu par le décret du 23 juin 1873 » Au surplus, nous ne doutons pas que dans les nouveaux programmes d'études et d'examens, qui seront élaborés par le conseil supérieur de l'Instruction publique, une place assez large ne soit faite au diagnostic et au traitement des accidents qui précèdent, accompagnent et suivent les accouchements : de telle sorte que l'argument que l'on appuyait sur les textes antérieurs pourra être reproduit avec la même autorité.

137. — Depuis de longues années, les sages-femmes pratiquaient

(1) Rapport du comité consultatif d'hygiène publique de France. Chambre des députés, session de 1890 annexe n° 620.

(2) Metz 27 déc. 1865, D. 66. 2. 33 ; Grenoble 7 février 1873, D. 74. 2. 89

les vaccinations et les revaccinations. Tous les ans, un grand nombre d'entre elles reçoivent des récompenses, des médailles de l'Académie de médecine. Dans ces conditions le législateur a tenu à inscrire pour les sages-femmes le droit de pratiquer les vaccinations et les revaccinations destinées à préserver les populations de la variole. C'est l'objet du dernier alinéa de l'art. 4.

3. — Des Femmes médecins.

138. — Indépendamment de cette partie très restreinte de l'art chirurgical qui concerne les accouchements, une femme peut-elle se faire recevoir docteur en médecine ou chirugien-dentiste et exercer la médecine, la chirurgie et l'art dentaire? Cette question qui se rattache à la grande controverse sur l'égalité morale et sociale de l'homme et de la femme, a été traitée avec ampleur dans la *Gazette des Hôpitaux* du 21 mars 1868 et plus récemment dans l'article *Médecins (femmes)* du Dictionnaire encyclopédique des sciences médicales. (1) En Doctrine et en raison des souvenirs de notre ancienne jurisprudence, elle était controversée sous l'empire de la loi de l'an XI (2) : mais en pratique l'accès de la profession médicale était permis aux femmes.

139. — La loi du 30 novembre 1892 ne peut laisser aucun doute. Rien dans notre législation actuelle ne peut empêcher une femme de se faire recevoir docteur en médecine, si elle se soumet aux conditions ordinaires de diplômes et d'études, et d'exercer ensuite la médecine et la chirurgie. La loi de 1892, en effet, a remplacé, comme l'avait déjà fait la loi de Ventôse, toutes les anciennes restrictions : il n'y a de légales que celles qu'elle consacre expressément. Au surplus l'honorable rapporteur de la loi à la Chambre des députés s'est formellement prononcé dans ce sens : « Il n'est jamais, a-t-il dit, entré dans les intentions de la Commission de revenir sur ce qui se pratique actuellement. Aucune loi n'empêche une femme de se faire recevoir docteur en médecine. Toute personne qui, se présentant devant un jury d'examen, fait preuve des connaissances exigées et remplit les conditions déterminées par la loi, a le droit de recevoir le diplôme de Docteur et d'exercer la médecine. Nous n'avons pas à nous inquiéter de savoir si le candidat est un homme ou une femme (3) ».

---

(1) V. également notre ouvrage précité p. 37.

(2) V. Dalloz Rep. alph. v° médecine n. 37.

(3) Séance du 17 mars 1891, *J. Off.* du 18 mars p. 656.

CHAPITRE QUATRIÈME

DES MÉDECINS ÉTRANGERS

SOMMMAIRE : *Des médecins étrangers. — Des étudiants étrangers (art. 5 et 7 de la loi).*

§ 1er — Des médecins étrangers

140. — Sous cette dénomination de médecins étrangers, nous entendons non pas les étrangers reçus docteurs en médecine par les facultés françaises, car ils ont comme nos nationaux et au même titre qu'eux le droit d'exercer en France l'art de guérir, mais quiconque, Français ou non, a été reçu docteur en médecine par une faculté étrangère. Disons aussi que cette disposition comprend dans sa généralité les médecins proprement dits, les chirurgiens-dentistes et les sages-femmes : les dénominations de la loi de 1892 sur les médecins étrangers sont applicables aux uns et aux autres,

141. — Nous connaissons déjà les prescriptions de la loi de ventôse. Sous son empire le gouvernement pouvait, s'il le jugeait convenable, accorder à un médecin étranger et gradé dans les universités étrangères, le droit d'exercer la médecine ou la chirurgie sur le territoire de la République. La justification de cette disposition a été faite en des termes tels qu'on peut en conclure que dans l'esprit du législateur d'alors, elle devait recevoir application seulement dans des cas exceptionnels : » On sent, disait Fourcroy, que si des hommes comme Boerhaave ou Van Swieten, illustres dans le monde entier, venaient s'établir en France, il serait aussi ridicule que superflu d'exiger d'eux des examens qu'ils auraient droit de faire subir aux autres ». Mais ce ne furent point Boerhaave, ou Van Swieten qui se présentèrent pour obtenir le droit d'exercer la médecine en France. Conçue en vue de médecins éminents, mais en réalité mise à profit par ceux qui, ne réussissant pas à conquérir une clientèle dans leur propre pays espéraient en trouver une sur notre terre de France toujours hospitalière, la loi de ventôse ne profita la plupart du temps qu'à des médecins d'ordre inférieur. Le corps médical français vit ainsi prendre rang parmi ses docteurs des hommes dont les connaissances médicales étaient insuffisamment établies.

142. — Aussi depuis longtemps tous ceux qui ont étudié l'organisation de la médecine en France demandaient des réformes. A diverses reprises le gouvernement essaya d'enrayer le mal. Ainsi un arrêté du 8 septembre 1827, pris par le conseil royal de l'instruction publique, obligea les docteurs reçus dans les Universités étrangères à subir les mêmes examens que les élèves des Facultés de médecine françaises. Le 18 octobre 1834, un autre arrêté, rendu sur l'avis du conseil royal du 23 septembre précédent disposa que le droit d'exercer la médecine et la chirurgie en France ne serait désormais accordé aux médecins et chirurgiens étrangers qu'autant qu'ils seront munis d'un diplôme d'une des trois Facultés du royaume : ce titre pouvait être accordé par permutation, sur l'avis du conseil de l'instruction publique qui statuerait suivant les cas. Mais ces arrêtés ne pouvaient abroger la loi et en fait ils restèrent lettre morte. De 1855 à 1865 il y a eu 62 équivalences de grades accordées à des étrangers, 7 de doctorat et 55 d'officiat de santé.

143. — La réforme devait donc venir du pouvoir législatif. Mais dans quel sens devait-elle s'accomplir? Le congrès médical de 1845 voulait que tout médecin étranger, pour exercer en France, fut obligé d'obtenir le titre de docteur et par conséquent de subir les six examens et de soutenir la thèse devant une Faculté française. De bons esprits ont préconisé le système de la réciprocité par voie diplomatique: mais il a dû être abandonné à cause de ses difficultés pratiques. En effet, c'est une tâche ardue que de déterminer la valeur exacte des diplômes étrangers, car dans un même pays, les conditions d'étude variant d'Université à Université et au sein de la même Université dans un laps de temps souvent très court, ils ne fournissent pas toujours la preuve des mêmes études. Du reste à ce point de vue la question n'est pas entière, la plupart des législations européennes, l'ayant résolue dans un sens contraire au système de réciprocité.

En Russie, les médecins étrangers, pour avoir le droit d'exercer leur profession, doivent passer tous les examens exigés des candidats russes, sans équivalence de grades : le ministre de l'intérieur peut donner à un médecin étranger l'autorisation d'ailleurs renouvelable, d'exercer en Russie pendant six mois. En Angleterre, l'exercice de la médecine étant libre, tous les médecins étrangers peuvent y pratiquer leur art et pour jouir de tous les avantages attachés par la loi de 1858 à l'exercice légal, il suffit qu'ils fassent approuver leurs diplômes par le conseil médical général. En Autriche, les conditions sont les mêmes qu'en Russie. En Hongrie, au contraire, on demande au médecin étranger de prouver l'équivalence de ses diplômes avec les diplômes nationaux. Il en résulte que les médecins français sont autorisés sans épreuves nouvelles à y exercer leur profession. En Allemagne, les médecins étrangers ne peuvent se faire inscrire comme médecins pratiquant que s'ils sont munis du diplôme d'Etat. En Espagne, le Conseil universitaire décide de la valeur du diplôme dont se réclame le médecin étranger et juge s'il doit ou non l'autoriser à exercer. Il est astreint à payer une somme de 2,224 francs pour jouir de toutes les prérogatives attachées au titre national et il est tenu pour obtenir le titre espagnol de se soumettre aux mêmes examens que les nationaux. En Italie, il suffit que l'équivalence des diplômes soit reconnue. En Suisse, la législation était jusqu'ici variable dans chaque canton : de nombreuses autorisations, permissions temporaires étaient données avec la plus grande libéralité surtout dans le canton de Genève. Mais une loi fédérale qui est appliquée à partir de 1893 exige tous les examens d'État de toutes personnes de nationalité suisse ou française munies du titre de docteur en France. En Hollande, les médecins étrangers sont obligés pour avoir le droit à l'exercice de faire enregistrer leur diplôme a l'une des Universités néerlandaises et de subir l'examen d'État devant un jury professionnel. Aux Etats-Unis l'exercice de la médecine étant complètement libre la question ne se pose pas.

144. — Ajoutons que le système de la réciprocité par voie diplomatique fût-il possible devrait encore être rejeté, car il nous conduirait à admettre chez nous à la libre pratique des médecins étrangers porteurs de diplômes sans valeur comme en délivrent *in absentiâ* certaines Universités américaines et allemandes.

145. — Mais si ce régime doit être écarté, il faut en faire de même de celui que préconisait le congrès de 1845. Ce serait tomber de l'arbitraire toléré par la loi de ventôse dans un rigorisme excessif Qu'on n'essaie pas de le mitiger comme on l'avait proposé (1), en faisant fléchir la loi devant certaines situations exceptionnelles et en donnant au gouvernement le droit de laisser librement s'installer chez nous des célébrités médicales étrangères, désormais honorables pour notre pays. Car on retombe ainsi dans l'arbitraire auquel on désire échapper : comment, en effet, déterminer où et quand commence ce degré de célébrité qui donnera droit à l'immunité ?

146. — Il fallait donc se décider pour un système mixte. Le projet de loi déposé en 1878 par M. Roger Marvaise édictait que l'autorisation ne serait donnée aux médecins étrangers qu'à la condition d'avoir subi deux examens, l'un théorique, l'autre pratique, dont les formes et les matières devaient être déterminées par un règlement d'administration publique. Ces médecins *autorisés* ne devaient pas porter le titre de docteur. Ce projet, on le sait, ne fut pas voté par la Chambre des députés.

147. — La loi de 1892 s'est inspirée de ce projet. Dans son article 5 elle pose le principe général à savoir que « les médecins, les

(1) V. rapport de M. Chevandier ; Chambre des députés, session de 1885, séance du 11 juin 1885, annexe n° 3828.

chirurgiens-dentistes et les sages-femmes diplômés à l'étranger, quelle que soit leur nationalité, par conséquent même les Français, ne pourront exercer leur profession en France qu'à la condition d'y avoir obtenu le diplôme de docteur en médecine, de dentiste et de sage-femme et en se conformant aux dispositions prévues par les articles précédents ». Mais ce principe trop absolu est mitigé par le 2e alinéa du même article : « Des dispenses de scolarité et d'examens pourront être accordées par le ministre, conformément à un règlement délibéré en conseil supérieur de l'Instruction publique. En aucun cas, les dispenses accordées pour l'obtention du doctorat ne pourront porter sur plus de trois épreuves. » C'est ainsi que le législateur de 1892 a concilié les intérêts d'ordre divers en présence. Plus d'autorisations accordées inconsidérément et à la faveur; protection efficace assurée à nos médecins nationaux contre l'envahissement de l'étranger ; sauve-garde donnée à la santé publique contre le charlatanisme d'autant mieux accueilli qu'il est exotique; mais aussi faculté accordée au gouvernement de consentir des dispenses de scolarité et d'examens quand l'impétrant en paraîtra digne par les services rendus par lui à la science ou par la valeur de son diplôme. Remarquons que, dans ce cas même, cette dispense ne sera accordée que conformément à un règlement général, ce qui supprime tout arbitraire, et qu'en ce qui concerne le doctorat elle ne pourra porter sur plus de trois épreuves, garantie nouvelle contre tous abus.

148. — Cette dernière limite ne s'applique qu'au doctorat. La rédaction primitive comprenait également, dans la généralité de ses termes, les diplômes de dentistes et de sages-femmes. Mais elle dût être modifiée, car les sages-femmes ne subissent que deux examens et on n'a pas encore spécifié quelles seraient les épreuves imposées aux dentistes. On proposa alors la rédaction suivante : « En aucun cas les dispenses ne porteront sur la totalité des épreuves » (1). Puis, pour laisser moins de latitude au gouvernement on revint à la rédaction première, mais en la restreignant au doctorat (2). Il demeura toutefois entendu qu'en ce qui concerne les diplômes de dentistes la dispense ne pourra jamais porter sur la totalité des épreuves. Lors de la confection du règlement annoncé par notre texte le conseil supérieur de l'instruction publique devra tenir compte de ce vœu du législateur.

149. — Notre texte étant général, s'applique incontestablement aux médecins étrangers qui accompagnent leurs clients dans nos stations thermales ou hivernales. Une exception avait été faite en

(1) Sénat, séance du 22 mai 1891 annexe n° 90.
(2) Sénat, séance du 17 mars 1892.

leur faveur dans le texte primitif adopté par la Chambre des Députés : un amendement dans ce sens fut soutenu par M. David, mais ne fut pas adopté. M. Brouardel, commissaire du gouvernement, fit remarquer que si cette disposition était adoptée d'une part il serait bien difficile de contrôler l'action médicale des médecins étrangers dans la station où ils seraient autorisés à exercer et de la limiter rigoureusement, et que d'autre part il suffirait à un médecin étranger voulant exercer dans une station française de s'entendre avec une famille quelconque et de lui payer au besoin le voyage (1).

150. — Mais il est bien entendu qu'on ne peut assujettir à une loi sur l'exercice de la médecine, les cas particuliers où un médecin étranger est appelé chez nous, soit pour une consultation, soit pour y pratiquer une opération chirurgicale. C'est là une tolérance réciproque passée dans nos mœurs (2).

151. — Sous l'empire de la législation de l'an XI, l'étranger qui était admis à exercer la médecine en France obtenait une faveur qui n'avait rien d'irrévocable et qui pouvait lui être enlevée par l'administration (3). En sera-t-il de même des médecins, dentistes et sages-femmes étrangers admis à exercer en France conformément à la loi de 1892? Un premier point nous paraît certain : si le médecin étranger exerce en France conformément au 1er alinéa de l'art. 5, c'est-à-dire après avoir obtenu son diplôme sans dispenses ni de scolarité ni d'examens, il a les mêmes droits qu'un Français et son diplôme constituant pour lui une propriété semblable à celle du médecin français ne peut lui être retiré arbitrairement. On décidait dans ce sens que l'art. 4 de la loi de ventôse ne lui était pas applicable (4). Mais que conclure en ce qui concerne les médecins étrangers admis à exercer en France après avoir obtenu des dispenses ? Nous pensons que la solution doit être la même. C'est qu'en effet ces médecins exerceront en France non plus en vertu d'une autorisation administrative, d'une faveur précaire et révocable, mais en vertu de leur diplôme de docteur. En effet, que dit notre texte ? que les dispenses sont accordées pour l'obtention de doctorat. Donc après dispenses, les examens subis conduisent au diplôme et si le diplôme, à la différence de l'autorisation, est une véritable propriété il en faut conclure que le médecin étranger qui l'a obtenu en retirera les mêmes avantages que nos nationaux en ce qui concerne le libre exercice de son art.

(1) V. également le rapport de M. Cornil au Sénat, p. 75.
(2) Rapport de M. Chevandier du 11 juin 1885, p. 38.
(3) Weil, de l'exercice illégal de la médecine, n° 8 ; Briand et Chaudé, op. cit. t. 2 p. 498 et 512 ; Angers, 23 novembre 1868, D. 69, 2, 62.
(4) Pandectes Françaises, v° Art de guérir, n° 76.

152. — Outre les dispositions légales que nous venons d'énumérer, il existe des conventions entre Etats frontières qui règlent l'admission réciproque à la pratique médicale des médecins, accoucheurs, sages-femmes établis dans les communes limitrophes des deux Etats. Nous citerons comme exemples deux conventions qui sont intervenues entre la France d'une part et le Grand-Duché de Luxembourg d'autre part le 22 janvier 1880, et, en second lieu, entre la France et la Belgique, le 27 janvier 1881. Ces deux conventions sont identiques en leurs termes. En voici la substance : les médecins, chirurgiens, accoucheurs, sages-femmes et vétérinaires établis dans chacun des deux pays et dans les communes frontières, sont autorisés à exercer leur art de la même manière que chez eux, dans les communes limitrophes de l'Etat voisin. Ils devront seulement se conformer strictement à la législation et aux mesures administratives auxquelles sont soumis les officiers de santé de l'Etat voisin, sous peine de la privation de leur prérogative. Le gouvernement de chacun des Etats frontières dressera, chaque année, une liste des officiers de santé des communes limitrophes qui doivent bénéficier des présentes conventions, avec l'indication des branches de l'art de guérir qu'ils sont autorisés à exercer, et la fera parvenir aux autorités compétentes de l'Etat voisin. Il a été formellement déclaré, lors de la discussion, que la loi de 1892 n'innovait rien en pareille matière et que cette question internationale continuerait à être réglée conformément aux précédents (1).

§ 2. — Des Etudiants étrangers

153. — L'économie de l'article 7 de notre loi relatif aux étudiants étrangers est la même que celle de l'article 5 que nous venons de commenter. Le premier alinéa pose le principe général, à savoir qu'ils sont soumis aux mêmes règles de scolarité et d'examens que les étudiants français, qu'ils postulent le diplôme soit de docteur en médecine, soit de chirurgien-dentiste, soit de sage-femme de 1re ou de 2e classe. Puis, le second alinéa réserve au gouvernement la faculté de leur accorder en vue de l'inscription dans nos Facultés ou Écoles de médecine soit l'équivalence des diplômes ou certificats obtenus par eux à l'étranger, soit la dispense des grades français requis pour cette inscription, ainsi que des dispenses partielles de scolarité correspondant à la durée des études faites par eux dans leur pays.

154. — Cette question des étudiants étrangers prend chaque jour plus d'importance. Actuellement il y a, à la Faculté de médecine de

(1) Rapport de M. Cornil au Sénat, p. 76.

Paris, 822 étudiants d'origine étrangère et 100 autres sont inscrits dans les Facultés de province. Les demandes d'équivalence et de dispenses sont chaque année de 200 environ (1). La situation de ces étudiants paraît réglée par la nouvelle loi de manière à donner satisfaction à tous les intérêts.

155 — Le projet voté par la Chambre des députés imposait au Conseil supérieur de l'instruction publique, l'examen des demandes d'équivalence et de dispenses. Cette mesure eût entraîné de longs délais : or, les postulants et les Facultés désirent que ce genre de requêtes soit rapidement instruit. Aussi le texte définitif n'indique plus qui en sera juge. Il se réfère ainsi à l'ancien ordre des choses. Or, actuellement les demande d'équivalence de baccalauréats sont soumises, pour les lettres, au doyen de la Faculté des lettres, pour les sciences, au doyen de la Faculté des sciences. Quand il y a doute, le candidat est soumis à des épreuves analogues à celles que l'on impose à nos nationaux pour l'obtention des baccalauréats. Quand les Facultés des lettres ou des sciences ont formulé leur avis, la Faculté de médecine donne le sien. S'il y a lieu d'accorder l'équivalence pour des études médicales commencées à l'étranger, l'avis de la Faculté est soumis au Comité consultatif de l'enseignement supérieur, section de médecine. Ces diverses formalités nombreuses en apparence, dépassent rarement une durée de trois semaines. Cette organisation est évidemment préférable à l'intervention du Conseil supérieur qui ne peut fonctionner sans interruption. Il valait mieux suivre une règle dont l'expérience a montré la valeur. Une fois l'équivalence des titres déclarée, l'étudiant étranger est assimilé à l'étudiant français (2).

156. — Faisons aussi remarquer que l'étudiant étranger qui n'a pas dans son pays conquis de diplômes médicaux et qui est en cours d'études, ne peut obtenir que des dispenses de scolarité, mais jamais des dispenses d'examens.

---

(1) Rapport précité du comité consultatif d'hygiène, p. 26.
(2) Rapport de M. Chevandier du 27 octobre 1890, p. 43.

CHAPITRE CINQUIÈME

CONDITIONS COMMUNES A L'EXERCICE DE LA MÉDECINE, DE L'ART DENTAIRE ET DE LA PROFESSION DE SAGE-FEMME

SOMMAIRE : *De l'enregistrement des diplômes; caractères, conséquences et sanction de cette obligation. — Honoraires des médecins; Prescription; Privilège. — Du droit pour les médecins de se constituer en associations syndicales. — Des médecins experts; Révision des tarifs; Obligation de déférer aux réquisitions de la justice; Sanction. — Du secret professionnel; De l'obligation de déclarer les cas de maladies épidémiques; Sanction de cette obligation. (Art. 9. 10, 11, 12, 13, 14, 15, 21, 22, et 23 de la loi.)*

§ Ier De l'enregistrement des diplômes. — Caractères, conséquences et sanction de cette obligation

157. — En obligeant les docteurs en médecine, les chirurgiens-dentistes et les sages-femmes à faire enregistrer dans le mois de leur établissement leur titre à la Préfecture ou Sous-Préfecture, et au greffe du Tribunal civil de leur arrondissement, la loi de 1892 n'a fait que reproduire une des dispositions de la législation de l'an XI. Deux motifs principaux justifient cette exigence. Le premier, c'est que le diplôme forme le titre de ceux qui veulent se consacrer à cette profession et que, dès lors, l'autorité administrative et le pouvoir judiciaire ont le droit de le contrôler, d'en connaître l'existence, pour posséder ensuite les éléments nécessaires d'information lorsqu'il s'agira de réprimer les délits d'exercice illégal; le public, lui aussi, a intérêt à pouvoir se renseigner exactement sur la valeur de ceux qui s'offrent à lui comme médecins ou chirurgiens afin d'éviter les dangers du charlatanisme. Le deuxième motif, c'est qu'il importe de connaître le nombre des médecins praticiens et leur répartition sur le territoire; ces éléments de statistique sont de la plus haute utilité dans la discussion des questions relatives à l'organisation du corps médical et pour tout ce qui concerne la santé publique.

158. — Il était utile de rappeler à ce sujet les prescriptions antérieures, car elles étaient à peu près partout tombées en désuétude. L'inscription au greffe est à ce point oubliée que depuis vingt-deux ans, aucun diplôme n'a été visé au tribunal de la Seine (1). L'enregis-

(1) Rapport de M. Cornil, p. 79.

trement à la Sous-Préfecture était mieux observé, mais les nombreuses circulaires ministérielles qui ont dû rappeler cette obligation démontrent que là aussi bien des négligences se produisaient (1).

159. — L'enregistrement est obligatoire, non-seulement lors du premier établissement, mais il doit être renouvelé chaque fois qu'il y a changement de domicile, à moins toutefois que ce changement ne s'opère dans le même département. Cette exception n'est pas en harmonie avec les prescriptions de la loi ; pour être logique le législateur n'aurait dû faire exception que pour les changements de domicile dans le même arrondissement, car l'enregistrement ne se fait pas à la préfecture ni au tribunal du chef-lieu du département, mais à la Sous-Préfecture et au greffe du tribunal de l'arrondissement.

160. — Enfin, quand il y a eu dans l'exercice de la profession une interruption de plus de deux ans, un nouvel enregistrement de titre doit avoir lieu de la part du médecin qui veut reprendre la pratique de son art.

161. — C'est grâce à ces prescriptions que l'article 10 peut stipuler qu'il sera établi chaque année, par les soins des préfets et de l'autorité judiciaire, des listes distinctes portant les noms et prénoms, la résidence, la date et la provenance des diplômes des médecins, chirurgiens, dentistes et sages-femmes; que ces listes seront affichées chaque année, dans le mois de janvier, dans toutes les communes du département; et que la statistique du personnel médical existant en France et aux colonies sera dressée tous les ans par les soins du ministre de l'Intérieur.

162. — Nous avons vu que l'enregistrement du diplôme doit avoir lieu pour chaque médecin dans le mois de son établissement. Il en résulte que cette formalité n'est pas nécessairement préalable à l'exercice de la médecine. Du jour où il a reçu son diplôme, le praticien peut exercer; il ne sera passible des peines qu'édicte la loi pour le défaut d'enregistrement que passé ce délai. De plus, il n'est pas tenu d'attendre l'établissement de la liste qui se dresse chaque année; il lui suffit d'avoir fait enregistrer son diplôme, ce qui lui assure son inscription sur la liste. Si cependant son nom avait été omis il pourrait, avant d'exercer, faire réparer cette omission par un recours devant la juridiction administrative ou tout au moins par une réclamation adressée au ministre de l'intérieur et au ministre de la justice (2).

163. — Ce qui est certain aussi, c'est que l'inscription ne

(1) Circulaire du Ministre de l'Intérieur du 10 février 1861 et du Ministre de l'Agriculture et du Commerce du 5 avril 1877.

(2) Weil op. cit. n° 4.

constitue qu'une pure formalité, obligatoire sans doute, mais à laquelle l'administration ne pourrait se refuser ; car il est incontestable que le législateur n'a pas entendu donner aux autorités administratives et judiciaires le droit de disposer arbitrairement de la profession d'un citoyen. Il faut encore décider de même que l'administration ne peut pas prononcer une radiation qui priverait le médecin de l'exercice de son art (1). Si pareil abus de pouvoir se commettait il y aurait lieu, suivant les principes de notre droit public, au recours devant le ministre de l'intérieur, et, le cas échéant, à l'appel de sa décision devant le conseil d'Etat.

164. — L'inscription au greffe et à la sous-préfecture n'enlève pas à la profession médicale son caractère de profession absolument libre, et ne transforme pas le médecin inscrit en une sorte de fonctionnaire officiel. Le principe que le ministère du médecin, sauf ce qui sera dit des réquisitions de justice, est parfaitement libre et n'est nullement obligatoire, demeure intact. L'humanité, les devoirs moraux de la profession invitent sans doute le médecin à ne refuser à personne ses conseils et ses avis, mais la violation de cette obligation de conscience ne saurait entraîner l'application d'aucune peine ; il ne s'agit pas ici en effet d'un service public. Il a été jugé dans ce sens que le refus d'une sage-femme d'accoucher une femme indigente, tout inhumain, tout blâmable qu'il soit, n'est punissable par aucune de nos lois pénales; il en serait encore ainsi alors même qu'il aurait entraîné la mort de la femme (2). « Le médecin, dit M. Dubrac, n'est pas plus tenu d'accourir près d'un malade, qu'un passant n'est obligé de se jeter à l'eau pour sauver un homme qui se noie. » Ajoutons avec le même auteur qu'à l'honneur du corps médical on a vu bien rarement des exemples d'une semblable attitude; les médecins ont habitué le public à un dévouement dont on ne leur témoigne pas toujours assez de reconnaissance. Quoi qu'il en soit, ils ne doivent raison de leur conduite sur ce point qu'à leur conscience.

165. — L'article 9 de la loi de 1892 a soin de spécifier que l'enregistrement des diplômes aura lieu sans frais. C'est qu'en effet certains greffiers de tribunaux et celui du Tribunal de la Seine notamment, ne voulaient procéder à l'inscription qu'en vertu d'une ordonnance rendue par M. le Président sur requête signée des intéressés (3). Ces formalités entraînaient des frais et motivaient les négligences que nous avons signalées.

166. — L'observation de l'obligation légale de faire procéder à

(1) Grenoble, 15 août 18:8, Dalloz, Rép. v° médecine, n° 71, note 4.
(2) Cass. crim. 29 fructidor an X et 4 juin 1830, J. P. Chron.
(3) Rapport de M. Cornil, p. 79.

l'enregistrement du diplôme est assurée par une double disposition, l'une préventive, l'autre pénale. La première consiste dans l'interdiction d'exercer sous un pseudonyme, les professions de médecin, chirurgien, dentiste, sage-femme et ce, sous les peines sévères édictées en matière d'exercice illégal par l'article 18 de notre loi. La seconde se trouve contenue dans l'article 22 aux termes duquel le non enregistrement du diplôme dans les délais et conditions fixés par l'article 9 est puni d'une amende de 25 à 100 francs. Rappelons à cet égard que c'était une question controversée, sous l'empire de la loi de l'an XI, que celle de savoir si l'omission de l'enregistrement du titre pouvait entraîner contre le contrevenant une poursuite pour exercice illégal de la médecine (1).

§ 2. — Honoraires des médecins. — Prescription. — Privilège

167. — En ce qui concerne le règlement de leurs intérêts pécuniaires, les médecins, chirurgiens dentistes et sages-femmes, bien qu'ils soient soumis à l'impôt de la patente, ne doivent pas être considérés comme commerçants (2) ; et cela, quand bien même ils dirigeraient une maison de santé ou recevraient des pensionnaires pour leur donner les soins de leur état, car les objets de consommation fournis aux pensionnaires ne sont que l'accessoire des secours de l'Art, qu'exige leur position ; ou alors même qu'il s'agirait d'un dentiste qui vendrait à ses clients des appareils appliqués par lui et qu'il leur ferait payer au même titre que les opérations rentrant dans sa profession (3). Même solution en ce qui concerne le médecin établi dans un lieu ou il n'y a pas de pharmacien, qui achète des médicaments qu'il ne revend qu'à ses malades ainsi qu'il est autorisé à le faire par l'article 27 de la loi du 21 germinal an XI. — Il ne fait pas acte de commerce (4).

168. — Dans le même ordre d'idées, la jurisprudence décide que la clientèle d'un médecin ne peut faire l'objet d'une cession valable, car elle dépend de la confiance qu'il inspire et du choix que les malades font de lui. Or la confiance, qui ne peut se donner, n'est pas dans le commerce, et par conséquent la cession d'une clientèle de

---

(1) V. Dans le sens de l'affirmative : Trébuchet, Jurispr. de la méd. p. 428, note 1 ; Coffinières, Encyclopédie du droit, V° Art de guérir N° 20 ; Morin, Dict. du droit crim. V° Art de guérir ; Dubrac, Traité de jurispr. méd. p. 306 et suiv. ; Weil, op. cit. n° 3 ; Pandectes françaises, V° Art de guérir N° 24. — Contra : Paris 3 août 1850, D. 51, 2, 171 ; Trib. paix, Pantin, 13 novembre 1885, Gaz. Pal. 86. 1 suppl. 68 ; Cass. 14 janv. 1885, Gaz. Pal. 85. 1. 235 ; Briand et Chaudé, op. cit. p. 950.

(2) Paris 15 avril 1837, J. P. Chron., D. 38.2. 190. — V° aussi Labori et Schaffhauser. Rep. Encyclop. v° acte de commerce, n° 50 et s.

(3) Paris, 8 avril 185., J. P. 58. 631.

(4) Toulouse 6 mai 1843, D. 45, 4. 9 ; Cass. 9 juillet, 1850, D. 50. 1, 221 ; Rennes 20 janvier 1859, D. 59, 5, 11.

médecin est nulle aux termes des articles 1128 et 1598 du code civil (1). Remarquons toutefois que cette décision de principe a été tellement mitigée dans ses applications qu'elle se réduit en pratique à un simple énoncé de doctrine pure. — Ainsi il a été jugé que l'obligation prise par un médecin de ne plus exercer sa profession dans un lieu déterminé, d'introduire un autre médecin auprès de ses clients dans cette localité, de l'aider pendant un certain temps à acquérir leur confiance peut faire l'objet d'une convention et est une cause licite de l'obligation contractée par le médecin au profit duquel cet engagement est pris de payer une somme d'argent comme indemnité de cet abandon et de la coopération qui en est la suite (2)... Que la convention aux termes de laquelle un médecin s'interdit d'exercer la médecine dans un département pendant un certain délai et s'engage à ne jamais pratiquer dans un rayon déterminé est parfaitement licite et que son inexécution justifie une demande de dommages-intérêts de la part du médecin au profit duquel l'engagement a été contracté (3)... Enfin que la cession d'une clientèle de médecin n'est pas destituée de tout effet, lorsqu'elle n'a été, suivant la commune intention des parties contractantes, qu'une promesse faite par un médecin à un confrère de le recommander à ses anciens clients. Cette promesse n'a en effet pour objet qu'une obligation soit de faire, soit de ne pas faire qui est autorisée par l'article 1126 du Code civil (4). De telle sorte qu'on peut dire en dernière analyse que la validité d'une cession de clientèle médicale dépend d'un artifice de rédaction.

169. — Mais si le médecin n'est pas commerçant, il n'en a pas moins le droit de réclamer une rémunération pour les soins qu'il donne à ses clients. Cette règle, qui n'est écrite nulle part *in terminis*, résulte implicitement des articles 2101 et 2272 du Code civil. Quant à la détermination de leurs honoraires, les médecins peuvent en fixer le chiffre comme il leur convient, sauf aux malades à le contester s'ils paraissent exagérés.

En effet, il n'était pas possible d'arrêter par avance ce qu'ils pourraient exiger. Il est une telle variété dans les maladies, une si grande différence dans les soins qu'elles réclament, qu'il n'existe pas de base suffisamment sérieuse pour permettre de fixer législative-

(1) Trib. civ. Seine 25 février 1846 s. 46 3, 62 ; Paris 29, décembre 1847 s. 48, 2, 64 ; Trib. civ. Meaux 27 août 1849, D. 51, 2, 185; Cass. 12 mai 1885 S. 85 1, 440.

(2) Trib. civ. Seine, 17 mars 1846, D. 46, 3, 62.

(3) Angers, 28 déc. 1848, S. 49. 2. 105, D. 50. 2. 193 ; Cass. 13 mai 1861, D. 61. 1. 326; Paris 29 avril 1865, S. 65. 2. 123; 25 juin 1884 sous Cass. 12 mai 1885, D 86 1. 175.

(4) Paris, 6 mars 1851, S. 51. 2. 278, J. P. 51. 2. 293, D. 51. 2. 185.

ment et *a priori* le quantum du salaire qu'un homme de l'art peut réclamer dans tel ou tel cas. Les tribunaux devant lesquels est portée une contestation de cette nature ont le plus large pouvoir d'appréciation, ils prennent en considération la gravité de la maladie, le nombre des visites, la difficulté du traitement, la gravité des opérations, la fortune du malade, la situation occupée par le médecin dans le corps médical, les honoraires précédemment réclamés pour d'autres soins au même malade, ou à sa famille; enfin ils peuvent s'inspirer, mais sans être lié par lui, du tarif que dans certaines localités les médecins ont arrêté entre eux (1), et qui d'ailleurs ne les lie pas eux-mêmes au point de vue légal. Si malgré ces éléments d'appréciation, ils sont embarrassés pour trancher la difficulté, ils peuvent commettre des médecins comme experts afin de vérifier les mémoires et de donner leur avis.

170. — La nature particulière de l'exercice de l'art médical dispense les médecins soit de l'apport d'une preuve écrite, soit d'une justification par témoins du nombre de leur visites, du moment qu'ils produisent des documents de comptabilité d'un caractère probant; si leurs livres ne peuvent au même titre que ceux des commerçants faire foi en justice, les tribunaux peuvent y puiser des présomptions suffisantes pour fixer leur conviction (2). Il a été jugé dans ce sens que le client qui ne paie pas comptant les visites de son médecin est présumé s'en être rapporté aux notes de celui-ci pour constater le nombres des visites faites : par suite si le client conteste ce nombre, c'est à lui qu'incombe la charge de la preuve (3).

171. — Ce que nous venons de dire sur le pouvoir d'appréciation des tribunaux en matière de frais et d'honoraires médicaux ne s'applique qu'au cas où le salaire n'a pas été déterminé d'avance par une convention librement consentie entre le malade et son médecin. En principe, cette convention est parfaitement valable (4), sauf aux

(1) Paris, 3 germinal An XI, J. P. chron.; Trib. civ. Seine 21 août 1884, Gaz. pal. 85. 1. 82; Trib. civ. Soissons, 31 juillet 1889, Revue de jurispr. médicale 1892, p. 25; Trib. civ. Seine, 2 juin 1891, ibid. 92 p. 92; Orfila, Leçons de médecine légale, p. 56 et suiv; Coffinières, op. cit. v° Art de guérir n° 99; Bormans, Médecine légale, p. 193; Dubrac, op. cit. n° 266, p. 263; Briand et Chaudé, op. cit. p. 60.

(2) Trib. civ. Libourne 13 janvier 1887, S. 89. 2. 45; Gaston Thomas, De la force probante des livres tenus par un médecin etc. Revue de jurispr. méd. juin 1892.

(3) Trib. civ. Seine. 8 déc. 1884, Gaz, pal. 85. 1. 90; Trib. civ. Annecy, 23 juillet 1887, La Loi 20 novembre 1887.

(4) Coffinière, Encyclop. du droit v° Art de guérir n° 99; Bormans, op. cit. p. 193; Dubrac, op. cit. n° 270; Trib. civ. Senlis, 30 juin 1853, cité par D. Rep. v° médecine, n° 79; Trib. civ. Seine. 20 janvier 1892, Rev. de jurispr. méd. 1892, p. 8.

tribunaux à rechercher et à décider, suivant les circonstances, si l'engagement pris à l'avance de payer un certain chiffre d'honoraires a été librement contracté. De même serait valable la convention par laquelle un médecin s'obligerait à donner pendant toute sa vie des soins à une personne et aux gens de sa maison (1).

172. — A qui le médecin peut-il réclamer ses honoraires ? A la personne qu'il a soignée, cela va de soi ; à la communauté s'il a été appelé, soit pour le mari, soit pour la femme, soit pour les enfants : ici encore, pas de difficultés. Et notons que s'il a soigné la femme, celle-ci est en outre sa débitrice personnelle ; il s'est formé entre elle et lui un contrat tacite qui l'oblige à lui payer ses honoraires si son mari ne peut le faire, sauf son recours contre la communauté et son mari suivant les principes de l'art. 1494 du code civil (2). Sur des points plus douteux, il a été jugé : Qu'en cas de séparation de biens le médecin qui a soigné la femme n'a pas d'action contre le mari (3), mais cette décision a été critiquée à bon droit, car les frais d'un traitement médical incombent évidemment au ménage dont le mari est le chef et il doit les supporter, à vue des dispositions de l'article 212 du code civil.... Que l'intermédiaire qui prend l'initiative d'appeler un médecin auprès d'un malade est responsable du paiement des honoraires, quand cet intermédiaire paraît avoir eu un intérêt quelconque à la guérison du malade et qu'il résulte des circonstances qu'il a contracté l'obligation tacite de payer (4)..... Qu'un patron est garant du paiement des honoraires du médecin appelé par lui pour donner des soins à son ouvrier victime d'un accident dans le cours de son travail, car il ne saurait être assimilé à un tiers qui, témoin d'un accident, s'empresserait par sentiment d'humanité de prévenir le médecin (5)... Que le médecin qui a donné des soins aux indigents d'une commune pendant une épidémie, sur la réquisition de l'autorité municipale, a le droit de réclamer des honoraires à la commune (6).

173. — La loi du 30 novembre 1892 n'a rien innové aux principes que nous venons de rappeler ; mais elle a légiféré sur deux points importants relatifs à la question des honoraires médicaux, d'abord en ce qui concerne la prescription opposable à l'action en paiement, puis au sujet du privilège attaché à la créance elle-même. Après avoir exposé la théorie complète sur la matière, ce

(1) Cass. 21 août 1839, S. 39. 1. 663, D. 39. 1.340.
(2) Trib. civ. Seine 6 juillet 1885, Gaz. pal. 86, 1, 12.
(3) Trib. civ. Seine 19 mars 1878, Gaz. trib. 5 avril 1878.
(4) Cass. 4 déc. 1872, J. P. 1872, 1139.
(5) Trib. civ. Vassy 29 nov. 1882, Gaz. Pal. 83. 2. 376, 2e partie.
(6) Cass. 27 janvier 1858, S. 58. 1. 531. J. P. 58, 273.

qui était utile pour l'intelligence de ce qui va suivre, étudions les règles nouvelles édictées par notre loi.

174. — La prescription est une exception au moyen de laquelle on peut repousser une action par cela seul que celui qui la forme a, pendant un certain laps de temps, négligé de l'intenter ou d'exercer de fait le droit dont elle découle. Le motif d'intérêt général sur lequel repose communément la prescription consiste dans la nécessité de garantir la stabilité du patrimoine contre des réclamations trop longtemps différées. Au point de vue de l'équité, elle se justifie par la double considération que l'inaction prolongée de celui qui l'a laissé s'accomplir peut et doit faire présumer de sa part l'intention de renoncer à ses droits et que dans tous les cas l'exception péremptoire donnée contre son action tardive est une peine infligée à sa négligence (1). C'est dans ce sens que l'article 2272 du code civil était conçu : « L'action des médecins, chirurgiens, et apothicaires pour leurs visites, opérations et médicaments... se prescrit par un an. » Et si on lit le texte complet on voit qu'à ce point de vue le législateur de 1804 met sur la même ligne, les huissiers, les marchands, les maîtres de pensions et les domestiques.

175.—La loi de 1892 modifie cet article qu'elle transforme ainsi *parte in quâ* : « L'action des médecins, chirurgiens, chirurgiens-dentistes, sages-femmes et pharmaciens, pour leurs visites, opérations et médicaments se prescrit par deux ans ». Notons de suite qu'en visant le chirurgien à côté des médecins elle a perdu de vue la suppression du doctorat en chirurgie comme étant ainsi un véritable lapsus et qu'en remplaçant le mot « apothicaires », par celui de « pharmaciens », elle n'a fait que modifier la terminologie. Où elle commence à innover, c'est en complétant l'énumération contenue dans l'article 2272 et en y comprenant expressément les chirurgiens-dentistes et les sages-femmes. Elle tranche en ce qui concerne ces dernières la controverse sur le point de savoir si leur action était ou non soumise à la prescription de l'article 2272, et relativement aux dentistes elle fait œuvre logique en les assimilant aux médecins puisqu'ils exercent une branche de l'art de guérir.

176. — Mais l'innovation la plus importante consiste à étendre à deux années, au lieu d'un an, le délai de la prescription. Le projet primitif établissait même une prescription de cinq années (2). Mais ce délai parut exagéré. Voici ce que dit à cet égard avec beaucoup de justesse M. Cornil dans son rapport au Sénat (3). « Le médecin qui ne présenterait sa note d'honoraires qu'au bout de cinq ans ferait

(1) Aubry et Rau, Cours de droit civ. français, t. VIII, p. 423 et 424, § 771.

(2) V. Rapport de M. Chevandier, 11 juin 1885, p. 43 et suiv.

(3) p. 86 et suiv.

preuve d'une négligence que l'on aurait tort d'encourager. D'autre part le client pourrait très difficilement contrôler une semblable réclamation, et il serait quelquefois victime d'erreurs que l'on ne pourrait vérifier. Même quand il a conservé le souvenir reconnaissant des services de son médecin, il peut ne pas retrouver le nombre de ses visites. Puis, est-il bon de laisser s'accumuler des honoraires dont le chiffre final peut devenir écrasant pour le débiteur? Une raison de nature différente et d'ordre juridique a également frappé votre commission et achevé de la convaincre. Dans le système du Code, la prescription de cinq ans est établie pour les arrérages de rente, les pensions alimentaires, les loyers des maisons, les fermages, les intérêts des sommes prêtées et généralement tout ce qui est payable par année ou à des termes périodiques plus courts (art. 2277). — Or, il n'y a rien de moins périodique que les visites de médecin, de dentistes ou de sages-femmes, ou que les fournitures des pharmaciens. La prescription de cinq ans qui leur serait appliquée n'aurait donc aucune analogie avec la prescription actuelle de l'article 2277. Malgré cette dissemblance, ces deux prescriptions seraient soumises aux mêmes règles, et nous verrons tout à l'heure que l'application de l'une de ces règles n'aurait rien de favorable aux intérêts qu'il s'agit de protéger. — Votre commission a donc cru devoir écarter la prescription de cinq ans, elle vous propose de lui substituer la prescription de deux ans et de l'inscrire à la place de celle d'un an dans le paragraphe 1er de l'article 2272 qui serait reporté à la fin du même article. A ses yeux, le délai de deux ans est très suffisant pour que le médecin, même peu diligent, ait le temps de formuler sa réclamation et de la porter au besoin devant la justice. —D'autre part, les visites ne remonteront pas à une époque assez ancienne pour que le client en ait perdu la mémoire et soit dépourvu de tout élément de contrôle. Enfin on restera dans le cadre de ce qu'on appelle les « petites prescriptions » c'est-à-dire des prescriptions basées non sur des motifs d'ordre public qui, comme celles de cinq ans, excluent toute preuve contraire, mais sur de simples présomptions de payement, dans lesquelles l'art. 2275 permet au réclamant de déférer le serment à ceux qui les opposent sur la question de savoir si la chose a été réellement payée et de le déférer aux veuves et héritiers ou aux tuteurs de ces derniers s'ils sont mineurs, pour qu'ils aient à déclarer s'ils ne savent pas que la chose soit due. Dans une matière où la créance se compose habituellement d'éléments multiples dont il n'est pas toujours gardé note et dont le payement se fait souvent sans reçu régulier, la délation du serment par le réclamant à son débiteur présente un tel avantage que les médecins perdraient, en y renonçant, bien plus qu'ils ne gagneraient en obtenant la prescription de cinq ans, où le serment ne peut être déféré. — Et en effet, la preuve directe du payement des visites, des services ou des fournitures ne peut résulter que de la concordance des livres ou notes des deux parties, et il est bien rare que cette concordance existe. La délation du serment prend alors une importance décisive, car bien peu de débiteurs oseront, quand ils n'ont pas payé, aller en justice prêter un faux serment. La prescription de deux ans garantit donc mieux que celle de cinq ans les droits des médecins, dentistes, sages-femmes et pharmaciens, et votre commission, vous propose à l'unanimité de la voter. »

177. — D'autre part M. Chevandier (1) avait ainsi motivé le principe même de l'extension du délai imparti par l'art. 2272 : « Qui n'est porté à se demander si les rapports du médecin avec ses clients sont du même ordre que ceux des apothicaires avec les leurs, des huissiers avec les justiciables, des marchands avec leurs acheteurs, des maîtres de pension et autres avec leurs élèves, des domestiques avec ceux qu'ils servent? Tout sentiment de dignité, d'élévation de fonction mis à part, en quoi les honoraires du médecin ressemblent-ils aux salaires ou au prix de la marchandise ? — Qui ne sait que les rapports de l'homme de l'art avec le malade et ses proches ont un caractère d'intimité, de confiance, et de la part du médecin surtout, de sympathie si profonde qu'il est tenu moralement à une certaine réserve vis-à-vis de son client. La maladie a jeté la gêne dans la famille; la production s'est arrêtée, si c'est le chef qui a été atteint, tandis que les dépenses se sont accrues ; la convalescence, au cours de laquelle le médecin n'est plus appelé, a pu être longue ; les sacrifices se sont continués, et c'est au moment où commence à peine la réparation des pertes par le retour du plein exercice de la santé que vous voulez que le médecin présente sa note et mette obligatoirement en mouvement l'action coërcitive de l'huissier ? En vérité cela ne se peut pas, cela ne se fait pas ; et le médecin, qui exceptionnellement y aurait recours, surtout hors des clientèles des grandes villes, perdrait le prestige d'honorabilité, de mansuétude, de sympathie qui sont la plus belle part de son apanage; cette disposition est presque une injure à la reconnaissance du malade, à laquelle il est bon de croire si l'on veut la conserver; elle est blessante pour le sentiment de charité et de patience si nécessaire au bon et bienfaisant exercice de la profession médicale. Je l'ai dit, cette réclamation des honoraires à brûle-pourpoint, surtout dans la médecine rurale est offensante pour nos mœurs et nos habitudes. On n'use point de la prescription d'un an ; le cas est rare; on paie quand on peut; si quelqu'un se rebelle, c'est un héritier, un

(1) V. rapport de M. Chevandier 11 juin 1885, p. 48.

ingrat, en sorte que la faveur et la tentation sont au seul profit de ceux qui méritent le moins la première et sont le plus enclin à la seconde, celle d'effacer la dette par un faux serment; et la tentation sera d'autant plus à craindre que la créance sera plus considérable en raison de soins plus difficiles, plus répugnants ou plus longs. »

178. — Ces raisons ne parurent pas satisfaisantes à tous. A la Chambre, M. Morellet se fit à la séance du 21 mars 1892 (1), l'écho des critiques que cette innovation législative paraissait soulever : nous croyons utile de détacher de son discours les passages suivants : « Lorsqu'un médecin donne ses soins à un malade et qu'il tarde de réclamer le paiement de ses honoraires, il est donc exposé au bout d'une année à se voir opposer la prescription. Mais lorsque la prescription lui est ainsi opposée, il peut aux termes d'un autre article du code civil, l'article 2275 déférer le serment au malade.

« Ainsi voilà un médecin qui a donné ses soins à un malade, qui est resté plus d'un an sans réclamer le paiement de ses honoraires; le malade peut lui dire : « Je vous oppose la prescription. » A cette exception — et c'est là une ressource très grande que le médecin se trouve avoir dans la main — le médecin peut répondre par la délation de serment. Et si après avoir opposé la prescription, le malade vient, en plus, jurer qu'il a payé le médecin, ce dernier ne peut plus rien réclamer. Si au lieu d'avoir affaire au malade, le médecin a affaire à ses héritiers, comme cela se produit, fort souvent, ceux-ci peuvent déclarer qu'il n'est pas à leur connaissance que la chose soit due et la prescription ayant été opposée, le serment ayant été prêté, le médecin se trouve déchu de toute action. A partir de quel moment courra ce délai d'un an de prescription? Il y a là un point intéressant qu'il n'est pas indifférent de bien mettre en lumière pour se rendre compte de la situation qu'on demande actuellement de changer. — Ce n'est pas à partir de chaque visite que la prescription court, mais bien à partir du jour ou cessent les rapports multiples du médecin et du malade qui ont donné lieu à la créance du médecin. A cet égard, la doctrine à laquelle s'est rangée la jurisprudence est très nettement indiquée en ces termes, que je trouve dans un recueil d'arrêts : « Les visites d'un médecin pour le traitement d'une maladie ne donnent pas naissance à autant de créances distinctes qu'il y a de visites, mais à une créance unique qui, devenue complète seulement au jour de la cessation des rapports du médecin et du malade, n'est également prescriptible qu'à partir de ce jour. » Ainsi voilà un médecin qui a donné des soins pendant six mois, huit mois, et qui, au bout de ce

(1) *Journal officiel* du 25 mars 1892, p. 252 et suiv.

temps, cesse de soigner son malade. Il vient, un an après l'expiration de ces six ou huit mois, demander le paiement de ses honoraires ; on peut lui opposer la prescription, mais c'est seulement à partir du dernier jour des soins qu'il a donnés que court le délai de la prescription.

« Voilà donc, bien nettement indiquée, je crois, la situation légale qui résulte des dispositions de l'article 2272 actuel du code civil. — A cet article que veut-on substituer ? On veut substituer un article nouveau qui renferme deux genres d'innovations. La première innovation consiste à faire une énumération de personnes différentes de celles qui sont désignées au code civil. Le Code civil parle des médecins, chirurgiens et — c'est l'expression qu'il emploie — des apothicaires. A cette énumération on en substitue une autre, dans laquelle figurent, les médecins, les chirurgiens, les dentistes, les sages-femmes et les pharmaciens. En ce qui concerne la substitution de l'énumération qu'on vous propose à celle que renferme l'art. 2272 du Code civil, je ne fais aucune sorte d'objection. Il me paraît naturel, au point de vue qui nous occupe, d'assimiler les sages-femmes et même les dentistes aux médecins. C'est du reste ce que fait aujourd'hui, pour les sages-femmes au moins, une jurisprudence d'ailleurs assez constante. Un doute pourtant existe encore à cet égard, tant en jurisprudence qu'en doctrine. Un bon nombre d'auteurs, et non pas des moindres, se refuse à assimiler les sages-femmes aux médecins au point de vue de la prescription opposable aux réclamations d'honoraires. C'est là un tort, et il me semble bon, juste, équitable de placer les uns et les autres sur le même pied, c'est ce que fait la proposition qui nous est soumise. Je crois qu'en ceci elle mérite pleinement toute notre approbation. Mais où il me semble difficile de suivre votre commission, c'est lorsque, non contente de changer l'énumération que je viens d'indiquer, elle va jusqu'à doubler le délai de la prescription. Pourquoi, messieurs ce doublement ? Pourquoi porter la main sur l'article 2272 du Code civil pour les seules personnes qui s'adonnent à l'art de guérir, alors que cet article se refère non seulement à ces dernières, mais encore aux huissiers, aux marchands, aux maîtres de pension, aux domestiques ? Si on le laisse intact en ce qui concerne ces dernières catégories de justiciables, pourquoi le modifier pour les médecins, les dentistes, les sages-femmes et les pharmaciens ? Les auteurs du Code civil ont placé au point de vue du temps nécessaire pour prescrire, les débiteurs des huissiers, des marchands, des maîtres de pension, des domestiques sur le même pied. Pourquoi mettre les débiteurs des médecins dans une situation plus désavantageuse que les débiteurs des huissiers, des marchands, des maîtres de pension, des domestiques ! Il y a là un trouble jeté dans l'harmonie de l'article 2272 du Code civil. Pourquoi jeter ce trouble? A-t-on dans une mesure quelconque justifié la différence qu'on introduit entre les diverses personnes énumérées dans cet article? Je ne l'ai pas vu dans le rapport: je ne m'attends pas à ce que cette justification soit donnée davantage dans la réponse, qui me sera faite à la tribune. Le défaut de justification de la différence introduite entre des personnes que le Code civil avait placées sur le même pied dans l'article 2272 n'est pas le seul argument qui puisse être opposé à l'innovation qu'on vous propose.

« Je ne vois pas seulement dans cette innovation un trouble porté à l'économie d'un article du code, j'y vois encore une tendance qui me semble absolument contraire à celle qui règne en matière de réforme législative au point de vue de la prescription. La tendance actuelle, aujourd'hui que toutes choses vont si vite, n'est point d'allonger les prescriptions, mais bien plutôt de les raccourcir. Est-ce donc le moment de venir augmenter celle qui nous occupe ici? Y a-t-il un mouvement d'opinion quelconque en ce sens? Je ne sache pas qu'il s'en soit produit et je ne pense pas qu'aucun de vous puisse, avec des faits à l'appui, venir l'affirmer à cette tribune. Mais s'il n'y a pas de mouvement d'opinion, s'il n'y a rien qui ne soit conforme à la tendance générale du droit, du moins y a-t-il, par ailleurs quelque argument spécial à la matière, quelqu'argument décisif, topique, qui doive entraîner notre adhésion? Pour essayer de me rendre compte de ce qu'il en est à cet égard, je me reporte au rapport si remarquable d'ailleurs qui nous a été présenté par l'honorable M. Cornil. Or, qu'est-ce que j'y vois? J'y vois que c'est le seul intérêt des médecins qui a dicté la disposition que je combats. Je m'en doutais un peu, on avait d'abord songé à nous demander de transformer la prescription annale en une prescription de cinq ans — on n'y allait pas de main-morte — on a renoncé à nous proposer la prescription de cinq ans par la raison que les médecins, en faveur desquels on l'aurait demandée, auraient fort bien pu en souffrir tous les premiers; car elle aurait eu pour eux ce défaut qu'elle leur aurait été opposable d'une façon absolue, sans qu'ils eussent la possibilité de déférer à leur partie adverse le serment de l'article 2275, serment qui ne peut être déféré qu'à l'encontre des prescriptions qui ne dépassent pas deux ans. Il y avait là un désavantage sérieux pour eux. C'est ce désavantage qui a fait renoncer à nous demander la prescription de cinq ans. S'est-on pour cela contenté de la prescription annale actuelle? Non pas! On nous propose de doubler la dose de la prescription annale, on nous demande deux ans. Deux ans! la plus longue des petites prescriptions à l'encontre desquelles le créancier puisse déférer le serment! Or est-ce bien ainsi, exclusivement au point de vue de l'intérêt du médecin créancier, qu'il convient de se placer pour déterminer quelle doit être la durée de la prescription? Qu'est-ce que ces courtes prescriptions? Dans l'intérêt de qui sont-elles établies? Dans celui du créancier ou dans celui du débiteur? Dans l'intérêt du débiteur, incontestablement! C'est donc l'intérêt du débiteur qu'il faut surtout consulter. C'est ce que disait Dumoulin dans une époque déjà ancienne. Parlant de ces prescriptions à bref délai, il disait : « *Introductæ sunt in favorem debitorum.....* »

« Et il ajoutait, faisant allusion aux réclamations que font les médecins aux héritiers de leurs clients après la mort de ceux-ci : « .... *et precipue heredum eorum*. » Quel est donc l'intérêt du débiteur ? Quel est le véritable intérêt qui doit dicter la solution législative ? Est-ce que la prescription soit transformée de prescription annale qu'elle est aujourd'hui en prescription de deux ans ? Non, assurément non! Si la prescription, devenait ce que l'on vous demande de la faire, qu'arriverait-il. C'est que le médecin se presserait moins de réclamer ses honoraires, c'est tout naturel; c'est que la note porterait sur des soins plus étendus dans le temps, deviendrait plus grosse, plus lourde souvent, et que le débiteur pourrait se trouver, à un moment donné, dans une situation difficile pour arriver à en effectuer le paiement. Ce serait donc contraire à l'intérêt du débiteur. Il y a quelque chose de plus. Non seulement la note pourrait devenir et deviendrait souvent plus lourde, non seulement la négligence du médecin pourrait plus aisément se donner carrière, mais vous verriez se produire ce fait, c'est que le contrôle d'abord de l'existence et ensuite du montant de la dette serait rendu plus difficile pour celui auquel on réclamerait le paiement de la créance. On vous disait avec beaucoup de raison dans le rapport — je ne vous en rappellerai pas les termes — que la créance du médecin contre son malade est une de ces créances qui ne s'établissent pas par titres, qui résultent d'une série de faits, d'un ensemble de visites, dont on prend note ou dont on ne prend pas note, sur l'importance et le nombre desquels le doute, la controverse sont possibles. Eh bien, plus vous étendrez la prescription, plus le temps sur lequel la note pourra porter sera considérable et plus il sera difficile de constater le nombre des visites, la nature et l'importance des rapports et des faits générateurs de la créance de l'homme de l'art. Il en résulterait, vous en conviendrez, un inconvénient sérieux pour le client! Il est donc de l'intérêt du malade qui ne veut pas s'exposer à payer plus qu'il ne doit, que la prescription ne soit pas trop longue, précisément pour qu'il lui soit plus aisé de se rendre compte du montant de sa dette. On peut ajouter aussi qu'il est de l'intérêt du médecin lui-même que la prescription le talonne pour ne point laisser grossir et le montant de sa note et les difficultés auxquelles elle peut donner lieu.... Dans l'énumération des personnes au profit desquelles on voudrait que la prescription s'étendît jusqu'à deux ans, la Commission comprend non seulement les médecins, mais aussi les dentistes, les sages-femmes, et enfin les pharmaciens, qu'elle veut bien ne plus appeler des apothicaires, comme dans le Code civil, ce qui sonnerait mal, je le reconnais, dans une matière relative à la prescription à opposer à leurs comptes. Voilà donc des pharmaciens qui présentent leur note : ils pourront tarder deux ans à la présenter. Que d'onguents, que de pommades, que de purgatifs, que de pilules, que de médicaments de toute espèce auront pu être fournis au malade pendant un aussi long délai. Comment pourra-t-il contrôler toutes ces fournitures faites à lui et à sa famille? Comment, ce qui est bien pis, ses héritiers pourront-ils s'en rendre compte après sa mort ? Quel est celui d'entre nous qui tient sa comptabilité domestique assez bien pour pouvoir critiquer exactement le compte de son pharmacien qui porterait sur un temps un peu long ? Il y a donc un inconvénient très sérieux pour les débiteurs, pour les malades à ce que la prescription s'allonge autant qu'on nous le demande. Cet inconvénient serait commun aux malades, aux médecins, aux pharmaciens eux-mêmes ; il serait fâcheux pour l'ordre public en général, parce que si cette prescription était votée comme le propose la commission, vous auriez des difficultés beaucoup plus nombreuses et par suite des procès beaucoup plus nombreux aussi sur l'existence et le montant même de la créance. Ainsi il y a toute raison, me semble-t-il, pour s'en tenir à ce que le code civil avec une grande sagesse a édicté à cet égard. Le code civil n'avait fait du reste que consacrer une règle ancienne. C'est à la coutume de Paris et à un usage plusieurs fois séculaire que se rattachait la règle contenue dans l'article 2272. La modification qu'on vous propose d'y apporter est contraire, comme je le disais au début de ces observations, à la tendance générale qui pousse à raccourcir les délais de prescription et n'est, en cela, pas conforme à l'esprit de notre droit contemporain : elle n'est dictée que par le seul intérêt du créancier, alors que l'intérêt principal à prendre ici en considération est l'intérêt du débiteur ; elle est de nature à multiplier le nombre des procès ; elle n'est réclamée par aucun mouvement d'opinion, je demande donc au Sénat de rejeter la rédaction que lui propose sa commission et d'y substituer un texte qui, tout en mettant expressément les dentistes et les sages-femmes sur le même pied que les médecins, quant à la prescription de l'article 2272, respecte cependant le fond de cet article du code civil ».

179. — Malgré ces critiques, le texte proposée par la commission et devenu l'art. 11 de la loi fut voté. Et ce fut justice, car si l'on se reporte à la notion que nous avons donnée de la prescription au début de ce paragraphe et aux considérations sur lesquelles elle repose, peut-on raisonnablement soutenir que le médecin qui laisse passer une année sans réclamer ses honoraires est présumé y avoir renoncé ou bien qu'il a commis une négligence telle qu'il doit en être puni par la perte de ses droits ? Evidemment non.

180. — Sauf ce qui concerne la durée du délai, les règles anciennes sur la prescription des honoraires des médecins subsistent : passons-les rapidement en revue. La prescription de l'art 2272, ne s'applique, quant au médecin, qu'au prix de ses visites et consultations, mais non au remboursement des appareils ou médicaments qu'il a pu fournir (1).

Les visites d'un médecin pour le traitement d'une même maladie ne donnent pas naissance à autant de créances distinctes, prescriptibles separément, mais à une créance unique qui, devenue complète seulement au jour de la fin de la maladie, ou de la cessation des rapports du médecin et du malade est également prescriptible seulement à partir de ce jour (2). Il n'y a pas lieu de distinguer à cet égard entre les maladies aiguës et les maladies chroniques (3), mais quand la maladie a eu des périodes distinctes dans l'intervalle desquelles les relations du médecin et du malade ont cessé et ont dû être l'objet d'un règlement, la créance pour les visites comprises dans chacune de ces périodes est prescriptible séparément à partir de chaque interruption des relations (4).

181. — La prescription de l'art. 2272 repose sur une présomption de paiement. Celui qui l'invoque n'est pas obligé, pour justifier son exception, d'alléguer formellement qu'il a payé (5), mais si tout en se prétendant libéré, il reconnaît que ce n'est point par un paie-

(1) Cass. 19 juin 1882, France judiciaire, t. 7. 2. 20.

(2) Grenoble, 24 juin 1818, Rec de jurisp. Grenoble, p. 494 ; Trib. civil Besançon 14 août, 1866, D. 71. 3. 101 ; Besançon, 9 juillet 1867, Rec. arr. Besançon p. 411 ; Caen, 21 avril 1868, S. 69. 2. 97, D. 71. 2. 180 ; Trib. civil Seine, 15 janvier 1870, S. 72. 2. 24, D. 71. 3. 101. — Pothier, Obligations n° 715 ; Brodeau sur l'art. 125 de la coutume de Paris ; Rousseau De Lacombe, Recueil de jurisprudence, v° prescription. sect. V, n° 1 : Troplong, prescription t. 2 n° 959 ; Duranton, t. 21 p. 423. Taulier, t. 7, p. 97 ; Boileux, t. 7. sur l'art. 2272 ; Massé et Vergé sur Zacharıæ art. 2?74 n° 3 ; Delsol explic. sommaire du Code Civil, t. 2 p. 689 ; Dubrac op, cit. p. 390 et suiv ; Pand franc., v° cit. n° 385 et suiv. — Contra Cass. 29 oct. 1810 dans ses motifs, S. et J. P. Chron ; Limoges, 3 juillet 1839 S. 40. 2. 57. Vazeille t. II. 733 ; Journal du Palais, observations sur l'arrêt de Caen du 21 avril 1868, précité 1869-454 ; Aubry et Rau t. VIII § 774, texte et note 58.

(3) Trib. civil, Besançon 14 août 1866, précite.

(4) Caen. 21 avril 1868, précite.

(5) Cass. 25 juin 1855, S. 55. 4 825.

ment effectif, et se prévaut d'un autre mode de libération, par exemple d'une remise de dette, il n'est plus admis à invoquer la prescription car l'aveu du non paiement neutralise la présomption légale sur laquelle repose la prescription (1). Il a été jugé dans ce sens que des clients qui déclarent avoir payé leur médecin par des cadeaux, des services, des témoignages d'affection, et qui, au moment où ils se prétendraient acquittés de la sorte, ne reconnaîtraient pas le montant des honoraires par eux dûs, avouent par cela même implicitement, mais formellement, ne pas avoir acquitté leur dette d'honoraires et ne peuvent plus, par conséquent, invoquer la prescription (2). Le médecin à qui la prescription est opposée ne peut pas combattre par la preuve contraire la présomption de paiement qui lui sert de base : il n'a d'autre ressource que la délation de serment conformément à l'art. 2275 du code civil ainsi conçu : « Néanmoins ceux auxquels ces prescriptions seront opposées, peuvent déférer le serment à ceux qui les opposent, sur la question de savoir si la chose a été réellement payée. Le serment pourra être déféré aux veuves et héritiers ou aux tuteurs de ces derniers, s'ils sont mineurs, pour qu'ils aient à déclarer s'ils ne savent pas que la chose soit due ». Le juge ne peut ni ordonner la comparution en personnes des parties, ni l'interrogatoire sur faits et articles du défendeur (3).

182. — Nous arrivons à la deuxième innovation introduite dans notre matière par la loi de 1892 : elle concerne le privilège accordé au médecin par l'article 2101 du code civil ainsi conçu : « Les créances privilégiées sur la généralité des meubles sont celles ci-après exprimées et s'exercent dans l'ordre suivant : 1° les frais de justice ; 2° les frais funéraires ; 3° les frais quelconques de dernière maladie, concurremment entre ceux à qui ils sont dûs ; 4° etc... » Ce texte est ainsi modifié dans son paragraphe 3 : « les frais quelconques de la dernière maladie, quelle qu'en ait été la terminaison, concurremment entre ceux à qui ils sont dûs. ».

183. — Cette modification apportée par l'article 12 de la loi de 1892 à la rédaction de l'art. 2101 du code civil a eu pour but de mettre un terme à la jurisprudence qui s'était formée sur ce texte. Depuis l'arrêt de principe rendu par la cour de cassation le 21 novembre 1864 (4) elle décide d'une façon constante que la der-

(1) Cass. 20 Janvier 1869, S. 69. 1 101 ; 31 janvier 1872, S. 72. 1. 72.
(2) Trib. civ. Annecy 23 juillet 1887, La Loi du 20 novembre 1887.
(3) Cass. 26 janvier 1881, J. P. 81. 251. — V. Cass. 30 juillet 1879, J. P. 79 1195 et les annotations.
(4) D. 64, 1,457, J. P. 1865. 38, S. 65. 1,25.

nière maladie dont parle l'art. 2201 s'entend exclusivement de la maladie à laquelle le débiteur a succombé (1).

184. — De là cette conséquence que le médecin a privilège si son client meurt, mais qu'il en est privé s'il guérit, sa maladie eût-elle précédé, sans aucun intervalle de temps, sa faillite ou sa déconfiture (1), et il en est ainsi dans le cas même où le médecin aurait donné ses soins à son client jusqu'au jour de la déclaration de sa faillite (2). D'où cette immoralité, dit M. Chevandier (3) que le médecin aurait avantage à perdre son malade !

185. — C'est sur cette donnée que M. le docteur Douvre, médecin en chef de l'Hôtel-Dieu de Tours, avait fait déposer sur le bureau du Sénat, le 26 mars 1885, une pétition munie de l'approbation de l'association des médecins de la Seine-Inférieure et de cinquante-deux associations médicales de France, demandant la modification de l'article 2101 du code civil pour sauvegarder les honoraires des médecins dans les cas de faillite et de déconfiture ; cette pétition fut, sur le rapport favorable de M. Libert, renvoyée au garde des sceaux. Ajoutons que la loi belge du 16 décembre 1851 nous avait précédé dans cette voie.

186. — Toutefois cette modification fut vivement combattue au Sénat par M. Hervé de Saisy (2), — nous nous contenterons de citer le passage suivant de son discours. « Qu'il me soit permis de dire, tout en contestant le bien fondé de cette extension du privilège, que le complément ainsi incorporé au paragraphe originaire du code civil est loin de répondre d'une manière nette et précise à la pensée de ses auteurs.

« En effet, la dernière maladie étant toujours considérée comme celle qui finit l'existence, l'expression « quelle qu'en ait été la terminaison » a le grand défaut de la faire passer de ce sens particulier et limitatif, compris par tous ceux qui veulent comprendre, à un sens multiple, variable et la plupart du temps indéterminé. On pourra dire en effet, après l'adoption de cette expression intercalaire, que la dernière maladie, quelle qu'en soit la terminaison, lorsqu'elle n'est pas celle qui précède la mort, sera toute autre

---

(1) V. Dans ce sens : Cass. 27 juin 1892, Gaz. Pal. 92, 2, 122; Grenier, hypothèques, t. 2, n° 302. Valette, privilèges n° 27 ; Massé et Vergé sur Zachariae t. 2 § 790, note 7 ; Massé, droit commercial, t. 4 n° 2938; Aubry et Rau, op. cit. p. 131. — *Contrà*. Duranton t. 19, p. 54 ; Pigeau, proc. civile, t. 2 p. 191 ; Taulier, code civil t. 7, p. 124; Renouard, Faillites, t. 2, p. 210; Pont, Privi- et hyp. n° 76 ; Alauzet, code comm. t. 4, n° 1868; Laroque Saissynel. Faillites t. 2, p. 462.

(2) Trib. comm. Seine, 17 décembre 1857, D. 59, 3,64 ; Cass. 21 nov. 1864 précité.

(3) Séance du 21 mars 1892, *J. Off.* du 22 p. 255 et suiv.

maladie immédiatement antérieure à une circonstance quelconque; ainsi, rapportant ce fait au médecin, on pourra dire que ce sera la dernière maladie traitée par celui ou par chacun de ceux qui aura traité le malade, ou bien si on se refère à la déconfiture du malade ou de l'ancien malade, on pourra décider que c'est la dernière maladie qui aura précédé cette déconfiture, ou même qui aura précédé le moment où le médecin voulant s'assurer du paiement de sa créance, aura jugé pour lui qu'il était temps d'user de son privilège. Je supprime bien d'autres hypothèses qui ouvrent le plus vaste champ aux interprétations les plus multiples. Mais alors vous voyez donc qu'avec la nouvelle rédaction, non-seulement le privilège actuel serait considérablement aggravé, mais qu'en outre l'application en deviendrait tellement difficile à limiter que sous cette rubrique on pourrait comprendre toutes les maladies dont chacune, si elle n'est pas la dernière de toutes, peut être considérée comme la dernière avant telle circonstance qui reste indéterminée dans votre rédaction. Puisqu'il en est ainsi, pourquoi donc cette circonlocution embrouillée, pourquoi ce mystère, lorsqu'il est si facile de dire d'une manière intelligente pour tout profane, les frais quelconques de maladie concurremment entre ceux à qui ils sont dûs? Votre prétention eût sans doute paru excessive et c'est ce qu'elle est en réalité; mais vous ne l'auriez pas glissée au travers d'une modification dont les termes sont équivoques et se prêtent aux interprétations les plus diverses, sans laisser aucun criterium certain pour appuyer les décisions des magistrats. De l'exposé que je viens de faire au Sénat la conclusion se dégage facilement. Je lui demande, je le supplie de repousser cette malencontreuse addition de mots dans un article du code civil qui a été jusqu'ici clair comme le jour et dans lequel elle aurait pour premier effet d'introduire l'obscurité la plus confuse, en même temps que, pour satisfaire des intérêts particuliers de corps, elle en blesserait d'autres non moins dignes d'être sauvegardés. »

187. — Ces critiques n'étaient pas de nature à arrêter le législateur. Quoi qu'en ait dit M. Hervé de Saisy la rédaction de notre article 12 est très claire. La dernière maladie quelle qu'en ait été la terminaison s'entendra de la maladie qui précède immédiatement l'événement qui donne lieu à l'exercice du privilège, faillite, déconfiture et généralement toute procédure ou tout état de choses amenant une distribution de deniers par voie de contribution ou autrement. Dès que le médecin figure comme créancier dans une distribution, il y vient avec son privilège pour ses honoraires de la maladie qui a précédé immédiatement. En d'autres termes la loi de 1892 interprétant l'art. 2101 du code civil a purement et simplement adopté l'opinion des auteurs et des arrêts qui s'étaient prononcés contre la jurisprudence qui avait fini par prévaloir. Ajoutons que lorsque la maladie dont est mort le débiteur ou celle qui a précédé sa faillite ou sa déconfiture est une maladie chronique d'une certaine durée, le privilège accordé au médecin par l'art. 2101 ne s'étendra pas à la période entière pendant laquelle il a donné ses soins, mais seulement au temps qui peut être considéré comme la dernière phase de la maladie, surtout s'il y a eu des intermittences dans le traitement : il y a là du reste une question de fait dont l'appréciation est laissée aux tribunaux (1).

188. — Nous avons vu précédemment que le mari, chef de la communauté, est tenu au paiement des frais de maladie de sa femme et de ses enfants; mais le privilège de l'article 2101 ne garantirait point la créance du médecin pour les soins donnés aux membres de la famille; le privilège n'est accordé que pour les frais de la dernière maladie de la personne malade. La lecture de l'art. 2101 modifié par la loi de 1892 suffit pour lever tous les doutes; quand l'article a voulu étendre le privilège à une créance ayant pour cause des fournitures faites à la famille, il a bien soin de le dire ; le n° 5 porte : « les fournitures de subsistances faites au débiteur et à sa famille.... » tandis que le n° 3 se borne à dire : « les frais quelconques de la dernière maladie, quelle qu'en ait été la terminaison, concurremment entre ceux à qui ils sont dûs ». C'est donc de la dernière maladie du débiteur qu'il s'agit (2).

189. — Toutes les personnes auxquelles ce privilège est accordé concourent entre elles au marc le franc : leur privilège procédant de la même cause, elles ne doivent prétendre qu'à un rang unique (3). Si donc les fonds viennent à manquer sur le chapitre des frais de dernière maladie, les médecins, pharmaciens et autres créanciers pouvant profiter de ce privilège recevront ensemble la somme restant disponible qui leur sera distribuée au marc le franc, au prorata de leurs créances particulières.

190. — Le privilège du médecin vient après celui des frais de justice et celui des frais funéraires, mais on décide qu'il passe avant celui du bailleur. « Si le premier devoir d'un médecin est de courir au secours d'un malade, s'il ne peut sans manquer à la délicatesse exiger qu'on le paie d'avance, il paraît équitable de ne pas le rendre victime de sa confiance parce qu'il serait peu séant de l'obliger, avant de pénétrer dans l'appartement où il est appelé, de s'enquérir si le locataire a ou non payé son loyer. La loi doit une

(1) V. par analogie : Trib. civil de Montdidier, 27 novembre 1884, Gaz. Pal. 85. 1. 185.

(2) Aubry et Rau, t. 3 p. 131, § 260; Hemar, Annales d'hygiène et de méd. lég., t. 47. 1877, p, 307 ; Dubrac, op. cit. p. 287. — *Contra* : Duranton, t. 19, n° 55.

(3) Troplong, Privilèges, n° 140.

protection toute particulière aux personnes, qui vu les circonstances exceptionnelles dans lesquelles elles se sont trouvées placées, n'ont pu se protéger elles-mêmes (1). »

191. — Il nous reste à examiner une question transitoire fort intéressante et dont l'importance pratique est considérable. Il est de principe que la loi n'a pas d'effet rétroactif; par conséquent, en thèse générale, la loi du 30 novembre 1892 promulguée le 1er décembre ne sera, conformément à son article 34, exécutoire que le 1er décembre 1893. Mais le principe que nous venons de rappeler ne s'applique pas aux lois interprétatives. « Les lois interprétatives, disent MM. Aubry et Rau (2) ne peuvent rationnellement donner lieu à la question de savoir si elles doivent ou non s'appliquer aux situations établies et aux rapports formés avant leur promulgation Comme elles ont pour objet de déterminer le sens de lois antérieures, elles forment corps avec ces dernières et ne sont point à considérer comme des lois nouvelles. » Or, faut-il considérer l'art. 12 de notre loi comme un texte purement interprétatif de l'art. 2101, 3° du code civil et décider en conséquence qu'il aura effet rétroactif? C'est ce que vient de décider le tribunal civil de Sidi-Bel-Abbès par jugement du 8 février 1893 ainsi conçu : « Attendu qu'il s'agit de décider si la créance du docteur F... doit être comme il le demande, admise à titre de créance privilégiée ou au contraire à titre chirographaire, comme le demande le syndic de la faillite ; — Attendu que l'art. 2101 n° 3 C. civ. classe parmi les créances privilégiées les frais quelconques de la dernière maladie, c'est-à-dire ceux que l'état du malade a rendus nécessaires ou utiles et qu'il y a lieu d'admettre ce privilège non seulement au cas où la distribution des deniers se produit après la mort du débiteur, mais encore au cas où elle est faite après sa faillite ou sa déconfiture ; — Attendu, en effet qu'il serait souverainement injuste de traiter plus rigoureusement le médecin qui aurait sauvé son malade que celui qui n'aurait pas pu triompher de la maladie, qu'au surplus le médecin qui a compté sur une rémunération péniblement et légitimement acquise, ne peut pas être privé de sa créance par l'événement d'une faillite ou d'une déconfiture (Paul Pont : Des privilèges et hypothèques, n° 276); — Attendu que si précédemment déjà cette solution se trouvait, ainsi que le dit cet auteur, commandée par la logique, la justice et la raison, il y a d'autant plus de motifs de l'adopter et de la consacrer aujourd'hui que l'art. 12 de la loi du 30 novembre 1892 déclare ces frais privilégiés, qu'elle qu'ait été la terminaison de la

(1) Dubrac, op. cit. p. 281. V. dans le même sens : Rodière, observations sous l'arrêt de cassation du 19 janvier 1864, J. P. 64, 465; — *Contra* : Trib. civ. Etampes, 20 mai 1884, Gaz. Pal., 84, 2, 42.

(2) Op. cit. t. 1er, p. 60, § 30.

maladie ; — Attendu à la vérité que cette loi n'est pas d'ores et déjà exécutoire et ne devra l'être qu'un an après sa promulgation (art. 34) — Mais attendu qu'il n'en convient pas moins d'appliquer dès maintenant à la question litigieuse l'équitable disposition de l'article susvisé qui doit être considéré non comme une modification, mais comme une interprétation de l'art. 2101 ; — Attendu, en fait que les soins dont le docteur F..., réclame la rémunération ont été donnés à la femme du failli dans le cours de la maladie qui a précédé immédiatement la faillite. Par ces motifs : dit et ordonne que le docteur F..., sera admis au passif de la faillite du sieur R..., à titre de créancier privilégié pour la somme de... Emploie les dépens en frais privilégiés de faillite. »

192. — A notre sens la question est très délicate, non à vue des principes généraux ou du caractère même de notre article 12 qui évidemment n'est qu'interprétatif de l'art. 2101 du code civil, mais en raison de l'article 34 de notre loi qui d'une manière générale et sans distinction décide qu'elle ne sera exécutoire qu'un an après sa promulgation.

§ 3. — Du droit pour les médecins de se constituer en associations syndicales

193. — La question de savoir si les médecins peuvent bénéficier, de la loi du 21 mars 1884 et se constituer en associations syndicales était, avant notre loi de 1892, vivement discutée en doctrine (1), mais en jurisprudence elle était résolue négativement depuis l'arrêt de la Cour de cassation du 27 juin 1885 (2) ainsi conçu : « Attendu que la loi sur les syndicats professionnels n'a point été rendue applicable à toutes les professions ; que les travaux préparatoires ont constamment affirmé la volonté du législateur d'en restreindre les effets à ceux qui appartiennent soit comme patrons, soit comme ouvriers ou salariés à l'industrie, au commerce et à l'agriculture, à l'exclusion de toutes autres professions; que la loi n'est pas moins absolue dans ses termes, puisque d'une part, dans l'art. 6 elle réserve les droits qu'elle confère aux seuls syndicats de patrons et d'ouvriers ; que, d'autre part, dans l'art. 3, elle limite l'objet de ces

(1) V. dans le sens de l'affirmative : Fernand Worms, la Loi sur les syndicats professionnels, dans le Droit du 24 janvier 1885 ; Veyon, Loi sur les syndicats professionnels, p. 118 ; G. Chastenet, Journal du droit administratif, avril 1886, p. 145 ; Edmond Villey, note sous cassation 27 juin 1885 : Sirey, 87, 1, 281 ; *Contrà* Reinaud, Les syndicats professionnels, n° 55 ; Boullay, Code des syndicats professionnels n° 160.

(2) D. 86. 1. 137 S 7, 1, 281.

syndicats à l'étude et à la défense des intérêts économiques, industriels, commerciaux et agricoles, refusant ainsi le droit de former des syndicats à tous ceux qui n'ont à défendre aucun intérêt industriel, commercial ou agricole, ni par suite aucun intérêt économique se rattachant d'une façon générale à l'un des intérêts précédents; qu'en déclarant en conséquence, que les médecins dont le nom n'a été prononcé ni dans la loi ni dans la discussion de la loi du 21 mars 1884, n'avaient pu régulièrement former un syndicat professionnel dans les termes de ladite loi, l'arrêt attaqué en a justement interprété les dispositions. »

194. — Depuis, les médecins n'ont cessé de réclamer contre cette jurisprudence (1) que d'ailleurs nombre de jurisconsultes critiquaient. Ils justifiaient l'existence des syndicats médicaux en faisant remarquer notamment qu'il ont pour but : d'établir des rapports permanents entre les médecins de la région, de leur apprendre à se connaître, à s'honorer et à se protéger réciproquement; de rendre leurs relations plus faciles en fixant quelques règles de conduite librement acceptées par tous ; de s'efforcer d'aplanir les conflits qui pourraient s'élever, soit entre confrères, soit entre clients et médecins, et de soutenir ces derniers dans la légitime revendication de leurs droits; d'améliorer la situation tant individuelle que collective des membres qui les composent ; de réprimer toutes les usurpations sur les droits d'exercice que la loi confère aux médecins ; de fournir des renseignements exacts pour l'établissement des nouveaux confrères qui en feront la demande; d'entrer en relations avec les autres syndicats formés dans le même but. Ils ajoutaient que l'impulsion du besoin d'association chez les médecins est si forte que les syndicats médicaux ont, malgré la jurisprudence, continué à se développer. En 1892, on en comptait plus de deux cents en France.

195. — Néanmoins la proposition de les faire bénéficier de la loi du 21 mars 1884, rencontra au Sénat une vive opposition ; à tel point que, votée par la Chambre elle fût une première fois repoussée par lui, à une voix de majorité, il est vrai (2). Parmi les opposants, les uns reproduisirent les arguments contenus dans l'arrêt de cassation ci-dessus rapporté ; les autres, contestant l'utilité pour les médecins de la réforme proposée, faisaient observer que le droit de se syndiquer est profitable à ceux qui ont à lutter contre une concurrence quelconque, mais que les médecins, grâce à leur diplôme, ont un monopole qui supprime toute concurrence; ou bien à ceux qui peu-

(1) Pétition de l'association générale des médecins de France, 1er rapport de M. Chevandier du 11 juin 1892, p. 52.

(2) Séance du 21 mars 1892, *J. O.* du 12 mars, p. 259;

vent avoir à discuter avec des intérêts opposés qui, eux aussi, peuvent se syndiquer, tels sont les syndicats ouvriers en face des syndicats de patrons. Faut-il donc admettre qu'en face de nos syndicats de médecins se constitueraient des syndicats de malades? D'autres enfin, et parmi eux l'honorable M. Loubet, alors président du conseil des ministres, signala une des difficultés spéciales de la question (1) : « La profession médicale, dit-il, revêt dans les campagnes surtout des caractères très divers. Le médecin est, d'abord un simple citoyen muni d'un diplôme qui lui donne le droit d'exercer sa profession à l'exclusion de tout autre, mais la plupart du temps, il est investi, je ne voudrais pas dire de fonctions, parce que la plupart d'entre eux répugnent à la qualification de fonctionnaires, mais de missions, de mandats qu'il reçoit, soit de la commune, soit du département, soit de l'Etat, à titre de médecin des indigents, de médecin des enfants assistés, d'inspecteur des enfants du premier âge, de médecin des épidémies, en un mot, de médecin chargé de fonctions particulières par l'autorité publique, l'Etat, le département ou la commune. Quelle est dans cette situation, la condition légale des médecins ? Si la question était à l'heure actuelle très nettement tranchée par la législation et par les décisions du conseil d'Etat, nous pourrions demander au Sénat une solution immédiate. Mais la jurisprudence du conseil d'Etat n'est pas encore bien fixée. Dans ces dernières années, cette haute juridiction a été appelée à décider si les incompatibilités et les cas d'inéligibilité créés par la loi municipale de 1884 et par la loi départementale du 10 août 1871, s'appliquent à telles ou telles catégories de médecins à raison de diverses fonctions que je viens de rappeler au Sénat. Et tout en admettant de nombreuses exceptions, elle a donné une large extension à ces cas d'inéligibilité ou d'incompatibilité. Je ne veux pas dire, je le répète, que tous les médecins qui exercent de pareilles fonctions doivent être rangés sous la dénomination de fonctionnaires, mais à coup sûr, elle s'applique à un certain nombre d'entre eux. Or, je rappelle au Sénat que, à toutes les époques, et à la Chambre des députés, et, si j'ai bon souvenir, ici même, au Sénat, on a reconnu qu'il n'était pas possible d'étendre à une catégorie quelconque de fonctionnaires, le droit de bénéficier de la loi du 21 mars 1884.

« Je pourrais vous lire les paroles prononcées, il n'y a pas bien longtemps par mon collègue, l'honorable ministre du commerce, devant la Chambre des députés. Je me borne à vous rappeler qu'il rencontra une approbation unanime lorsqu'il démontra que la loi de 1884 n'a pas été faite pour les fonctionnaires de l'Etat. Vous voyez, messieurs, quelles difficultés soulève l'article 14. Je supplie donc le Sénat s'il

(1) Sénat, séance du 21 mars 1892, *J. O.* 22 mars 1892, p. 158.

vote cet article — et je ne m'y oppose en aucune façon — de réserver à la commission, avec laquelle je serai très heureux de chercher les bases d'un accord dans l'intervalle des deux délibérations, la faculté de poursuivre la conciliation de ces deux intérêts, essentiellement respectables « l'intérêt du corps et l'intérêt de l'Etat. »

196. — A ces objections, on répondit que la loi de 1884 était une loi de liberté applicable à toutes les professions, que rien dans les travaux préparatoires n'indiquait de la part du législateur l'intention d'exclure les médecins de son champ d'application, que le droit de se syndiquer n'était pas fondé seulement sur l'intérêt de lutter contre la concurrence ou contre des intérêts opposés et eux-mêmes syndiqués, mais aussi sur l'intérêt moral de sauvegarder la dignité de la profession, sur la nécessité de s'opposer à l'envahissement du charlatanisme, sur les avantages d'ordre divers à tirer de relations plus fréquentes entre confrères et de rapports multiples dont la science et la pratique médicales bénéficient ; enfin sur l'utilité qu'il y a pour toute association de pouvoir acquérir la personnalité civile. Enfin on fit observer que s'il n'y a pas de syndicats de malades, il y a des Compagnies puissantes, des associations de secours mutuel, des sociétés d'assurances et autres avec lesquelles les médecins ont à discuter leurs intérêts pécuniaires. Quant au désir exprimé par M. le président du conseil, on y satisfit en insérant dans le texte de notre article 13 une restriction en ce qui concerne les médecins chargés d'un service public et la défense de leurs intérêts à l'égard de l'Etat, des départements et des communes.

197. — C'est dans ces conditions que fut voté l'art. 13 aux termes duquel, les médecins, chirurgiens, dentistes et sages-femmes jouissent du droit de se constituer en associations syndicales dans les conditions de la loi du 21 mars 1884 pour la défense de leurs intérêts professionnels à l'égard de toutes personnes autres que l'Etat, les départements et les communes. Ce texte n'est qu'interprétatif de loi de 1884 ; (1) les travaux préparatoires ne laissent aucun doute à cet égard, il devrait donc avoir un effet rétroactif, mais l'article 34 de notre loi de 1892 nous oblige aux réserves que nous avons déjà faites sur la même question en ce qui concerne son article 12.

Nous croyons utile de reproduire ici le texte intégral de la loi du 21 mars 1884 sur les syndicats professionnels.

Art. 1er. — Sont abrogés la loi des 14-27 juin 1791 et l'article 416 du Code pénal. — Les articles 291, 292, 293, 294, du Code pénal et la loi du 18 avril 1834 ne sont pas applicables aux syndicats professionnels.

Art. 2. — Les syndicats ou associations professionelles même de plus de vingt personnes exerçant la même profession, des métiers similaires, ou des professions connexes concourant à l'établissement de produits déterminés, pourront se constituer librement sans l'autorisation du gouvernement.

Art. 3. — Les Syndicats professionnels ont exclusivement pour objet l'étude de la défense des intérêts économiques, industriels commerciaux, agricoles.

Art. 4. — Les fondateurs de tout syndicat professionnel devront déposer les statuts et les noms de ceux qui, à un titre quelconque, seront chargés de l'administration ou de la direction. Ce dépôt aura lieu à la mairie de la localité où le syndicat est établi et à Paris à la préfecture de la Seine. Ce dépôt sera renouvelé à chaque changement de la direction ou des statuts. Communication des statuts devra être donnée par le maire ou par le préfet de la Seine au procureur de la République. Les membres de tout syndicat professionnel chargés de l'administration ou de la direction de ce syndicat devront être Français et jouir de leurs droits civils.

Art. 5. — Les syndicats professionnels régulièrement constitués d'après les prescriptions de la présente loi pourront librement se concerter pour l'étude et la défense de leurs intérêts économiques, industriels, commerciaux et agricoles. Ces unions devront faire connaître conformément au deuxième paragraphe de l'article 4, le nom des syndicats qui les composent. Elles ne pourront posséder aucun immeuble ni ester en justice.

Art. 6. — Les syndicats professionnels de patrons ou d'ouvriers auront le droit d'ester en justice. Ils pourront employer les sommes provenant des cotisations. Toutefois ils ne pourront acquérir d'autres immeubles que ceux qui seront nécessaires à leurs réunions, à leurs bibliothèques et à des cours d'instruction professionnelle. Ils pourront, sans autorisation, mais en se conformant aux autres dispositions de la loi constituer entre leurs membres des caisses spéciales de secours mutuels et de retraites. Ils pourront librement créer et administrer des offices de renseignements pour les offres et les demandes de travail. Ils pourront être consultés sur tous les différends et toutes les questions se rattachant à leur spécialité. Dans les affaires contentieuses, les avis du syndicat seront tenus à la disposition des parties qui pourront en prendre communication et copie.

Art. 7. — Tout membre d'un syndicat professionnel peut se retirer à tout instant de l'association, nonosbtanttoute clause contraire, mais sans préjudice du droit pour le syndicat de réclamer la cotisation de l'année courante. Toute personne qui se retire d'un syndicat conserve le doit d'être membre des sociétés de secours mutuels et de pensions de retraite pour la vieillesse à l'actif desquelles elle a contribué par des cotisations ou versements de fonds.

Art. 8. — Lorsque les biens auront été acquis contrairement aux dispositions de l'article 6 la nullité de l'acquisition ou de la libéralité pourra être demandée par le procureur de la République ou par les intéressés. Dans le cas d'acquisition à titre onéreux, les immeubles seront vendus et le prix en sera déposé à la caisse de l'association. Dans le cas de libéralité, les biens feront retour aux disposants ou à leurs héritiers ou ayants cause.

Art. 9. — Les infractions aux dispositions des articles 2, 3, 4, 5, et 6, de la présente loi seront poursuivies contre les directeurs ou administrateurs des syndicats et punies d'une amende de seize à deux cents francs. Les tribunaux pourront en outre à la diligence du Procureur de la République, prononcer la dissolution du syndicat et la nullité des acquisitions d'immeubles faites en violation des dispositions de l'article 6. Au cas de fausse déclaration relative aux statuts et aux noms et qualités des administrateurs ou directeurs, l'amende pourra être portée à cinq cents francs.

Art. 10. — La présente loi est applicable à l'Algérie. Elle est également applicable aux colonies de la Martinique, de la Guadeloupe et de la Réunion. Toutefois les travailleurs étrangers et engagés sous le nom d'immigrants ne pourront faire partie des syndicats.

198. — Lors de la discussion au Sénat (1), M. Halgan avait proposé d'ajouter à l'article 13 le paragraphe suivant : « Ces syndicats exerceront sur leurs membres une juridiction dont un règlement d'administration publique déterminera les limites, dans le but de maintenir la dignité professionnelle, d'empêcher la concurrence déloyale et d'assurer le bon service du public. » Cet amendement eût organisé pour les médecins un conseil de l'ordre comme il en existe pour les avocats. L'honorable rapporteur répondit : « Nous voyons une très grosse difficulté à organiser pour les médecins un conseil de l'ordre, une chambre de discipline assimilable à ce qui existe pour les avocats. Les avocats plaident au palais de justice Lorsqu'ils se bornent à donner des consultations dans leur cabinet, celles-ci arrivent toujours à être produites devant un tribunal, tandis que l'activité du médecin est dispersée de tous les côtés ; elle ne s'exerce pas dans un prétoire, mais partout où il y a des malades et il est très difficile d'avoir pour l'ordre des médecins une sanction qui soit comparable à celle qui existe pour l'ordre des avocats. Pour les avocats, en effet, lorsqu'on se trouve en présence de faits délictueux ou simplement d'irrégula-

(1) Séance du 1er avril 1892, *J. O.* 2 avril 1892, p. 359.

rités, la sanction imposée par le conseil de l'ordre, c'est la réprimande, puis la suspension. L'exécution de ces peines est rendue très facile, il suffit de fermer les portes du Palais à l'avocat suspendu. Pour les médecins serait-il possible de les empêcher de faire de la clientèle?

« Il serait très difficile à un conseil de l'ordre des médecins de suspendre un médecin dans l'exercice de sa profession. Il n'en aurait pas le droit légal : il n'y aurait donc pas de sanction. Quant à la réprimande, sans aucune espèce de sanction, même en cas de récidive, elle ne servirait à rien. Je crois qu'il est impossible d'assimiler les conseils de l'ordre des médecins au conseil de l'ordre des avocats. Je sais bien qu'il y a quelque chose d'analogue à ce que propose l'honorable M. Halgan dans l'organisation des chambres des médecins en Autriche-Hongrie. Ces chambres médicales, en Autriche sont reconnues par la loi qui leur attribue des fonctions importantes au point de vue de la médecine légale et de l'assistance médicale. Ce sont elles qui organisent complètement l'assistance médicale ; elles en prennent l'initiative et nomment les médecins qui en sont chargés. Mais vous ne voudriez pas, je suppose, donner aux syndicats professionnels de médecins cette même attache gouvernementale, ces mêmes fonctions qui dépendent et qui sont comme une émanation du gouvernement. Aussi je crois qu'il est sage de nous borner à voter l'article 14 tel que la Commission le propose d'accord avec le gouvernement. En le votant, vous aurez pris toutes les précautions possibles pour empêcher que les syndicats médicaux puissent constituer une sorte d'opposition à l'action gouvernementale, au point de vue de l'assistance publique, et d'un autre côté, vous aurez donné à toute une grande corporation un droit qui lui manque, le droit de se syndiquer, droit qui lui est nécessaire pour défendre ses intérêts et qu'on a accordé à toutes les autres professions. »

199. — Sur ces observations l'amendement ne fut pas voté.

Il devait en effet être rejeté dans la forme où il était présenté : car en vertu de la loi de 1884 il n'y a pas de limites au nombre des syndicats : il suffit qu'un certain nombre de médecins soient d'accord pour en fonder un ; il a dès lors l'existence légale, de telle sorte que dans le même arrondissement il pourra se constituer deux, trois, dix syndicats médicaux. Était-il possible de conférer à tous ces syndicats un pouvoir disciplinaire pouvant aller jusqu'à la suspension ? Evidemment non. Mais si on avait proposé un amendement aux termes duquel tous les médecins de chaque arrondissement eussent fondé un syndicat obligatoire, on aurait peut-être fait autre chose qu'un syndicat dans les termes de la loi de 1884, on aurait fondé l'ordre des médecins, mais à coup sûr on aurait pu conférer, à ce syndicat le pouvoir disciplinaire sur ses membres. Les arguments invoqués par l'honorable rapporteur de la loi au Sénat contre la possibilité et l'efficacité de ce pouvoir disciplinaire à l'égard des médecins sont si peu fondés qu'ils tombent d'eux-mêmes devant la disposition de l'art. 25 de la loi, qui donne aux tribunaux de droit commun le pouvoir de prononcer contre un médecin la suspension temporaire ou l'incapacité absolue. Or pourquoi une juridiction disciplinaire organisée légalement ne pourrait-elle pas faire ce que font les tribunaux de droit commun. Pour notre part nous ne le voyons pas.

§ 4. — Des médecins experts. — Révision des tarifs. — Obligation de déférer aux réquisitions de la Justice. — Sanction.

200. — Sous l'empire des lois antérieures, les expertises médicales étaient régies de la manière suivante : Les officiers de santé avaient le droit comme les docteurs en médecine de procéder à des expertises et de faire des rapports (1). Les fonctions d'expert dans les affaires médico-légales pouvaient être dévolues aux étrangers reçus médecins par les Facultés françaises (2). En ce qui concerne l'obligation par le médecin d'obtempérer aux réquisitions de la Justice en matière criminelle, la jurisprudence faisait une double distinction ; s'il s'agit d'un accident individuel et non susceptible de compromettre la paix publique par exemple du décès d'un individu tué par la chute d'un ballot de marchandises, l'officier de santé peut refuser son concours (3) ; si, au contraire, il est requis pour un cas où l'ordre public est en jeu, il faut distinguer suivant qu'il y a ou non flagrant délit : dans la première hypothèse le médecin qui refuse ou néglige d'optempérer aux réquisitions encourt la peine prononcée par l'article 475, n° 12 du code pénal, c'est-à-dire une amende de six à dix francs ; dans la seconde il n'est passible d'aucune condamnation (4).

---

(1) Orfila, médecine légale, t. I, p. 36 ; Boitard, leçons sur le code d'instruction criminelle, p. 311 ; Duvergier, médecine légale, t. I, p. 4 ; Briand et Chaudé ; op. cit. t. I, p. 28 ; Legrand du Saule, médecine légale, p. 1293 et suiv ; Cass. 2 avril 1842, S. 42. 1.887, J P. 42.2.603, D.42.1.368. — *Contrà*, *Gazette médicale*, 24 septembre 1843.

(2) Briand et Chaudé, op. cit. t. I, p. 30. — Conf. Cass. 2 mars 1827. 16 décembre 1847, D. 47. 1. 238 ; *Contrà*, Guichard, traité des droits civils ; p. 54 et 55, n° 42 ; Chauveau sur Carré, lois de la procédure civile, quest. 1165.

(3) Cass. 18 mai 1855, J. P. 55. 2. 448.

(4) Cass. 20 février 1857, J. P. 57.1259 ; 17 décembre 1875, J. P. 76. 189, S. 76. 1.94 ; 10 février 1832, D. 84, 5. 427 ; 24 juillet 1884 et 24 avril 1885, J. P. 87. 1. 590 ; 15 mars 1890, Pand. per. 90. 1. 143 ; Blanche, études pratiques sur le code pénal, t. 7, n° 387 ; Chauveau et F. Hélie, théorie du code pénal, t. VI, n° 2852.

201. Cette législation était éminemment défectueuse. L'attention publique fut attirée sur ses vices par ce que l'on a appelé. « Le scandale de Rodez. » En 1889, la disparition d'une jeune fille fut signalée au Parquet de Rodez ; puis il reçut avis que le corps de cette jeune fille venait d'être découvert, et le lendemain matin, le juge de paix du canton de Mareillac qui s'était rendu sur les lieux, lui télégraphia que l'état extérieur du cadavre annonçait qu'elle avait été victime d'un crime. Le juge d'instruction ouvrit une information et comme l'examen médical du cadavre pouvait seul fournir une base utile à ses opérations, il requit l'assistance de trois médecins de Rodez ; ceux-ci refusèrent leur concours, soit en invoquant des occupations qui ne leur permettaient pas de se déplacer, soit en se fondant sur l'insuffisance du tarif judiciaire qui rémunérait leurs soins. Le juge d'instruction résolut d'adresser un second appel, cette fois à tous les médecins de la ville ; par ses ordres, le commissaire de police se rendit auprès d'eux pour réclamer de nouveau leur concours, mais ses démarches demeurèrent infructueuses. Les médecins qui avaient déjà refusé, persistèrent dans leur attitude et les autres imitèrent leur exemple ; le magistrat ne put que dresser procès-verbal du refus qu'il essuyait.

202. — Ainsi, voila la société désarmée, une instruction criminelle entravée, des réquisitions de justice demeurant lettre morte ou aboutissant tout au plus, dans les cas ou elles sont en principe obligatoires, à une amende dérisoire ! De prime abord, on serait tenté d'être sévère pour le médecin, qui refuse ainsi son concours à la société qui lui a conféré un monopole en retour duquel il devrait se montrer plus dévoué à ses intérêts, mais quand on étudie de près la situation, on se rend compte des réformes législatives qui s'imposaient.

203. — Et d'abord que dire des distinctions faites par la jurisprudence ? « L'homme de l'art, requis pour constater la mort d'un individu tué par la chute d'un ballot de marchandises, pourra refuser d'obéir à la réquisition, mais il ne pourra s'empêcher d'y obtempérer s'il est requis pour visiter un cadavre que l'on vient de retirer de la rivière !.... Comment le médecin requis saura-t-il si le fait que l'on veut vérifier n'intéresse qu'un particulier ou si, au contraire l'ordre public est en jeu ? On peut ajouter encore qu'il lui sera souvent très difficile de reconnaître, d'après les termes de la réquisition, si le fait pour lequel il est appelé constitue ou non un flagrant délit. Il ne pourra refuser d'obéir qu'en cas d'impossibilité et la cour de cassation décide qu'il ne lui appartient pas d'apprécier lui-même cette impossibilité. Tout cela revient à dire que le médecin doit obéir dans tous les cas, puisqu'il ne peut discerner ceux dans lesquels il pourrait s'abstenir. Un médecin part en toute hâte pour procéder à un accouchement difficile, la femme est en danger de mort. En route, il rencontre un commissaire de police qui le requiert de venir constater les blessures que viennent de se faire deux ivrognes, qui se sont battus au cabaret. Le délit est *flagrant* le médecin n'est pas dans l'impossibilité d'obéir à la réquisition et d'ailleurs il n'est pas juge de cette impossibilité; si donc il veut sauver la vie de la femme en couche, il faudra qu'il subisse la condamnation prononcée par l'art. 475 du code pénal ! On nous dira, nous le savons bien, que le ministère public poursuivra ou s'abstiendra, selon les circonstances, mais nous répondrons que nous n'aimons pas une pareille latitude accordée aux fonctionnaires chargés de la poursuite ; elle laisse trop de place à l'arbitraire. » (1)

204. — Si pour couper court à ces incertitudes, on veut poser en principe que le médecin est tenu de déférer à toutes les réquisitions de la justice, il faudra parer à l'objection soulevée par les médecins de Rodez et on peut le dire par tout le corps médical, relativement à l'insuffisance des tarifs actuels en matière d'expertises medico-légales. En effet, le décret du 18 juin 1811 est ainsi conçu :

Art. 17 (décret du 18 juin 1811) Chaque médecin et chirurgien recevra pour chaque visite ou rapport, y compris le premier pansement s'il y a lieu :

A Paris, 6 francs.

Dans les villes de 40,000 habitants, 5 francs.

Dans les autres villes et communes 3 francs.

Pour les ouvertures de cadavres et autres opérations plus difficiles que la simple visite :

A Paris, 9 francs.

Dans les villes de 40,000 habitants, 7 francs.

Dans les autres villes et communes, 5 francs.

Art. 27. — Pour chaque jour que le témoin aura été détourné de son travail ou de ses affaires, il pourra lui être taxé, savoir.

Paris, 2 francs.

Villes de 40,000 habitants et au-dessus, 1 fr. 50

Autres villes et communes, 1 franc.

Art. 91. — (Frais de transport). Cette indemnité est fixée par chaque myriamètre parcouru, en allant et en revenant, savoir :

1° Pour les médecins et chirurgiens, experts, interprètes et jurés à . . . . 2 fr. 50

Pour les sages-femmes etc, à 1 50

L'art. 95 établit comme suit l'indemnité allouée pour chaque jour de séjour :

(1) Dubrac. op. cit.

Pour les individus de la 1re classe . . . . 2 fr.
Pour ceux de la seconde 2 50

Ces chiffres nous dispensent de commentaires.

205. — La cause du dissentiment qui existe entre la magistrature et le corps médical ne réside pas seulement dans le tarif si exigu qui règle les honoraires des experts.

Celle-ci est réelle, mais elle n'est pas la seule, il en est une autre d'un ordre plus élevé. Les magistrats pensent qu'un docteur en médecine est encyclopédiste et que tous sont capables, s'ils le veulent, de donner utilement leur concours à la justice. Le médecin, qui ne s'est pas livré spécialement à cet ordre de travaux, a conscience que, au cours de l'instruction, peuvent surgir bien des questions sur lesquelles il est insuffisamment éclairé. Il sent qu'il peut s'égarer et égarer la justice. Il sait qu'après avoir consacré une journée à un travail des plus pénibles, après avoir redigé un rapport, il sera obligé d'aller aux assises dépenser son temps, souvent s'exposer aux discussions passionnées de la défense qui étalera au grand jour les lacunes réelles ou supposées de l'enquête médico-légale. Il a conscience, souvent l'expérience le lui a démontré, qu'il sortira des débats, amoindri, à tort ou à raison, dans l'opinion publique. Or la loi ne lui permet pas de refuser un concours compromettant pour lui, parfois aussi pour les intérêts qui lui sont confiés. Il hésite, fait son possible pour se recuser. La loi ne peut inscrire un article dont le principe consacrerait une obligation contraire à la conscience du médecin et aux intérêts de la justice. Qu'on me permette une comparaison un peu vulgaire. A l'orchestre de l'opéra tout le monde est musicien, viendra-t-il à l'idée de quelqu'un de faire remplacer le premier violon par le plus habile flûtiste.

Tous les docteurs savent un peu de médecine légale, mais c'est une erreur de croire que tous soient capables de résoudre les difficultés qui se présentent dans les cas en apparence les plus simples. La question des honoraires donne à ces difficultés un caractère aigu, pénible ; mais elle serait résolue, que la question vraie ne le serait pas. Il y a, conclut le rapport du comité consultatif d'hygiène, toute une organisation à établir.

206. — La même idée se retrouve dans le rapport de M. Cornil au Sénat (1). « Les médecins en général, et surtout ceux qui exercent à la campagne ne sont nullement préparés à faire les autopsies et les rapports médico-légaux. Beaucoup se considèrent comme incapables d'assumer la responsabilité de rapports à produire en justice. La médecine légale constitue une branche toute spéciale et pour laquelle on devrait préparer, par une instruction propre les futurs

(1) p. 91.

médecins-légistes ». M. Brouardel a dit de même à la Chambre des députés : (1) « Lorsqu'on exige d'un médecin qu'il donne son aide à la justice, on lui fait toujours l'honneur de croire qu'il est compétent en médecine légale. C'est une illusion. Cette partie de la médecine s'apprend peu à peu, lentement, à la condition d'avoir l'occasion d'exercer et de faire de la pratique médico-légale. Or, je n'exagère pas en disant qu'un grand nombre de confrères, et j'ai été longtemps comme eux, je peux l'assurer, n'ont pas suffisamment étudié les maladies mentales et un certain nombre d'autres cas : la pendaison, la strangulation, etc., qu'on ne rencontre guère à l'hôpital. Il y a donc une éducation particulière à faire, toute une organisation à étudier. » (2) Aussi, M. Legrand du Saulle concluait-il que : « si le médecin ne se sent pas capable de pouvoir éclairer la justice, il peut, il doit même refuser la mission qui lui est proposée par le juge d'instruction (3). »

207. — La loi de 1892 a tenu compte de ces considérations d'ordre divers, en même temps qu'elle a corrigé les erreurs de la législation antérieure. Dans son article 23 elle pose le principe qui donne satisfaction aux nécessités sociales. « Tout docteur en médecine est tenu de déférer aux réquisitions de la justice ». Mais elle avait eu soin dans son article 15 d'y apporter au préalable un double correctif en décidant : 1° qu'un règlement d'administration publique revisera les tarifs du décret du 18 juin 1811, en ce qui touche les honoraires, vacations, frais de transport et de séjour des médecins (4), 2° que le même règlement déterminera les conditions suivant lesquelles pourra être conféré le titre d'expert devant les tribunaux. Sur ce dernier point, M. Cornil nous donne dans son rapport (5) la véritable pensée du législateur.

« Il faut, dit-il, que les tribunaux de première instance et d'appel, possèdent à l'avenir des experts instruits qui soient toujours à leur disposition et prêts à leur donner leurs concours. La facilité de communications rendra très facile le déplacement des médecins attitrés auprès des tribunaux, il suffirait presque d'un seul expert auprès d'une cour d'appel pour satisfaire aux besoins de la médecine légale de tout un ressort. Comme l'article 23 fait une loi aux médecins de

(1) Séance du 19 mars 1891, *J. off.* du 20 mars, p. 680.

(2) V. dans le même sens Trebuchet, Jurisprudence de la médecine, p. 166. *contrà* discours de M. Després, Chambre des députés, séance du 19 mars 1891. *J. off.* du 20 mars, p. 681 et 682.

(3) Traité de médecine legale, p. 1298.

(4) La société de médecine légale élabora, en 1871 un projet de tarif qui fut complété en 1877 ; les auteurs du règlement promis par la loi de 1892 pourront s'en inspirer utilement.

(5) p. 152 et 153.

déférer aux réquisitions de la justice, l'article 15 est pour ainsi dire le correctif dans l'avenir de l'art. 23. » Au surplus, en organisant un corps spécial d'experts médecins, on ne fera que revenir à une institution du passé. Un édit de février 1692, créait des médecins experts jurés dans toutes les villes du royaume, pour faire à l'exclusion de tous autres, les rapports qui devaient être rédigés, tant en conséquence d'ordonnances de justice que de dénonciation de corps morts ou blessés. » Les statuts des chirurgiens de Paris en date de 1669, portaient que les rapports des personnes non approuvées ne pourraient faire foi en justice.

208. — Faisons remarquer que notre texte en disant : « Tout docteur en médecine... » n'impose l'obligation qu'il édicte, qu'aux docteurs en médecine en exercice. On ne peut évidemment contraindre le médecin qui ne pratique pas à obéir aux réquisitions. Il y a également telle impossibilité de fait que la justice appréciera : « S'il s'agit d'un fou prévenu d'un crime, il se peut très bien que tel médecin ne soit pas compétent pour statuer sur le cas mental qui lui est soumis. Il est alors de son devoir de déclarer son incompétence. Dans ce cas, la justice apprécie. Il y a encore telle impossibilité matérielle ou physique qui peut empêcher le médecin de se rendre à la réquisition. Ce sont des cas résolus par le bon sens, et le juge a un pouvoir discrétionnaire toujours bienveillant vis-à-vis d'un homme de l'art (1). »

209. — Ces expressions : « tout docteur en médecine... » ont eu dans l'intention du législateur, pour but d'exclure les officiers de santé et de corroborer sur ce point les dispositions de l'art. 14 aux termes duquel les fonctions de médecins experts ne peuvent être remplies que par des docteurs en médecine. Mais l'art. 29 de la loi dispose que les officiers de santé reçus antérieurement à son application et ceux reçus dans les conditions déterminées par l'art. 13 seront soumis à toutes les obligations imposées aux docteurs en médecine : or dans la discussion de ces textes, il a été formellement déclaré que la disposition de l'art. 29 s'appliquait au cas prévu par l'art. 23 et que dès lors les officiers de santé maintenus à titre transitoire pourraient être requis tout aussi bien que les docteurs (2). Dès lors si cette expression n'a eu pour but que d'exclure les officiers de santé, elle n'a plus aucun sens, car tant qu'il y aura des officiers de santé, ils pourront être nommés experts et quand il n'y en

(1) Discours de M. Barboux, Sénat 5 avril 1892. *J. off.* du 6 avril p. 389.

(2) V. notamment le discours de M. Brouardel, commissaire du gouvernement, en réponse à une question de M. Morellet, Sénat, séance du 22 novembre 1892, *J. off.* du 23, p. 924 et 925. Conf. Sénat, séance du 5 avril 1893, *J. off.* du 6 avril, p. 389.

aura plus, un texte de loi pour les exclure sera bien inutile. Sous l'empire de la législation de l'an XI les réquisitions pouvaient être adressées à des sages-femmes et à des dentistés : en sera-t-il de même sous la loi de 1892 ?

M. Cornil dit à ce sujet dans son rapport au Sénat (1). « Nous n'avons pas mentionné les expertises qui peuvent être données à des dentistes ou à des sages-femmes. Le président du tribunal conserve toujours le droit de requérir des personnes appartenant à ces professions..... Dans les grandes villes qui comptent, comme Paris, des docteurs parmi les dentistes les plus honorables et les plus instruits, il est plus naturel que les experts dentistes soient choisis parmi eux ». Nous ne saurions admettre cette solution. En présence du texte formel de l'art 14, ci-dessus rappelé, nous pensons que l'intention du législateur a été de ne confier les expertises médicales, en matière criminelle, qu'aux docteurs en médecine quels que soient les cas qui se présentent. S'il en était autrement, non-seulement, comme nous l'avons fait remarquer, ces expressions : « Tout docteur en médecine..... » de l'art 23 n'auraient pas de sens, mais il en résulterait que les dentistes et les sages-femmes auraient le droit d'exercer les fonctions d'experts sans être astreints à l'obligation de déférer aux réquisitions de la justice, puisque nous n'avons pas en ce qui les concerne un article de loi correspondant à l'art 29 relatif aux officiers de santé. Or, il ressort de l'économie de nos textes que le droit d'être expert est corrélatif à l'obligation d'obéir aux réquisitions de justice. Au surplus, on comprend que le législateur, quand il s'agit d'un délit ou d'un crime n'ait voulu remettre la vie et l'honneur des citoyens qu'à des hommes dignes de toute confiance par leurs études et leurs titres scientifiques; or de simples dentistes et des sages-femmes, même de 1ère classe, ne présentent pas à cet égard de suffisantes garanties.

210. — Notre loi de 1892 décide, contrairement à la jurisprudence déjà rappelée, que les fonctions de médecins experts près les tribunaux ne peuvent être remplies que par des docteurs en médecine français; il faut ajouter ou naturalisés français, puisque la naturalisation confère les mêmes droits que la nationalité d'origine, ce qui d'ailleurs a été reconnu lors de la discussion.

211. — Ajoutons qu'il résulte des travaux préparatoires que la loi de 1892 ne vise que les cas d'expertise médico-légale en matière pénale; c'est du reste ce qui résulte aussi des expressions : « réquisitions de justice » employées par notre article 23. Il est vrai que l'art. 14 paraît redigé en termes tellement généraux : « les fonctions de médecins experts près les tribunaux ne peuvent être rem-

(1) p. 90.

plies que par des docteurs en médecine français » qu'on serait tenté de dire qu'il s'étend aux expertises ordonnées en matière civile. Mais qu'on n'oublie pas que cet article dans son ensemble, est le correctif de l'art 23, lequel ne peut s'entendre que des expertises criminelles. L'étendre aux matières de droit civil serait dépasser l'intention du législateur de 1892, empiéter sur un domaine dont il n'a jamais été question dans la discussion de notre loi et faire échec aux principes posés par les articles 303 et suivants du code de procédure qui permettent aux parties de s'accorder sur le choix des experts.

212. — La sanction de l'obligation pour les médecins de déférer aux réquisitions de la justice, consiste en une amende de 25 à 100 fr.

213. — La loi de 1892 expliquée, il nous paraît utile de compléter notre commentaire par l'indication des règles générales en matière d'expertise medico-légales. Et d'abord qui peut requérir les hommes de l'art? Les articles. 9, 10, 235 et 268 du Code d'instruction criminelle répondent à cette question ; ce sont : les commissaires de police, les maires et adjoints de maires, les procureurs de la République et leurs substituts, les juges de Paix, les officiers de gendarmerie, les juges d'instruction, les chambres des mises en accusation, les présidents d'assises, les préfets des départements et le préfet de police à Paris. Quant aux autres officiers de police judiciaire tels que les gardes forestiers, les gardes-champêtres, les sergents de ville, les brigadiers de gendarmerie, ils ne peuvent pas requérir le médecin parce qu'ils ont une mission spéciale ou que leur rôle est limité à la constatation de certains délits ou de contraventions pour lesquels il n'y a pas lieu de requérir le médecin (1).

214. — En matière d'expertise, le premier acte de la procédure est la citation de l'expert, laquelle se fait soit par un simple avertissement en forme de réquisitoire, soit par une lettre. Le second acte est la prestation de serment de la part de l'expert. Puis le médecin procède aux constatations préalables qui pourront l'éclairer sur la découverte de la vérité, mais il ne doit baser sa conviction, ni sur l'opinion publique, ni sur la déposition des témoins : en effet, il ne doit pas oublier qu'il est appelé pour éclairer la partie scientifique de la cause et que c'est dans la science qu'il doit chercher la solution des questions soumises à son examen.

Il doit se transporter sur le théâtre du crime dans le plus bref délai possible, car en différant, il court le risque de ne plus pouvoir constater le corps du délit, lorsque par exemple, la putréfaction a exercé des ravages tels que les formes du cadavre sont méconnais-

(1) Voir aussi sur ce point le discours de M. Bardoux au Sénat, séance du 5 avril 1892, *J. off.* du 6 avril, p, 388 et suiv.

sables. Si, dans le cours de ses opérations, le médecin éprouve un doute quelconque, il doit se faire un devoir de mettre de côté tout amour-propre et d'appeler des hommes plus compétents que lui sur la matière qui fait l'objet de l'expertise. Il est, en outre, très important que les médecins qui opèrent, ne laissent pénétrer dans la salle où ils procèdent à l'expertise, aucune personne étrangère parce que cette dernière pourrait avoir intérêt à altérer ou à détruire le corps du délit ou à faire disparaître des pièces à conviction. Le juge d'instruction toutefois a droit d'assister à l'expertise, car aucun texte ne le lui défend. Il exerce une sorte de surveillance sur la forme extérieure de l'expertise et il précise les questions que le médecin doit étudier dans l'intérêt de la cause. Mais le médecin, s'il doit s'enquérir auprès du juge d'instruction de la limite de sa mission ne doit interroger que ses connaissances et sa conscience pour la solution des questions qui lui sont posées. Le médecin doit la vérité à la justice, la vérité selon sa conscience et son appréciation, avec ses doutes, ses obscurités s'il en existe ; son intervention n'est utile qu'autant qu'il exprime avec courage les seules données de la science.

215. — A la suite de l'expertise le médecin rédige un rapport. Les rapports sont en général composés de quatre parties essentielles le préambule, l'historique et l'exposition des faits, la discussion ou le raisonnement et les conclusions. Le préambule est une sorte de formule qui, sauf quelques légères modifications, est commune à tous les actes de ce genre : il contient : 1° les noms, prénoms, titres et qualités de l'expert ; 2° l'indication du magistrat qui a requis son ministère ; 3° l'objet de l'expertise ; 4° l'indication des an, mois, jour, heure et lieu ou il a été procédé à l'expertise ; les noms et qualités des personnes qui ont aidé ou assisté et notamment ceux du magistrat ou de l'officier public qui était présent ; 6° enfin la mention du serment prêté. Par exemple, en cas d'homicide par coups et blessures, l'expert commence par tracer un tableau exact des lieux, de l'état physique de l'individu tué, de sa position, de l'état de ses vêtements, etc.. ; il décrit ensuite les lésions et ne doit pas se borner à en indiquer la nature et le nombre ; il doit les décrire, chacune séparément, en notant soigneusement sa situation sa forme, son étendue, ses rapports avec les parties voisines. Comme conclusion l'homme de l'art n'a plus qu'à résumer la discussion, àgrouper et faire ressortir les considérations sur lesquelles il fonde son opinion (1).

(1) Briand et Chaudé, op. cit. t. I, p. 56.

§ 5. — Du secret professionnel et de l'obligation de déclarer les cas de maladies épidémiques. — Sanction de cette obligation

216. — Le principe qui impose aux médecins l'obligation de garder le secret professionnel est édicté par l'article 378 du Code pénal ainsi conçu : « Les médecins, chirurgiens et autres officiers de santé, ainsi que les pharmaciens, les sages-femmes et toutes autres personnes dépositaires, par état ou profession, des secrets qu'on leur confie, qui, hors les cas où la loi les oblige à se porter dénonciateurs, auront révélé ces secrets, seront punis d'un emprisonnement d'un mois à six mois et d'une amende de 100 à 500 francs. » L'exception prévue à ce texte et relative aux crimes, complots et attentats quelconques contre le chef du gouvernement ou la sûreté de l'Etat a disparu avec les articles 103 et suivants du Code pénal qui imposaient l'obligation de dénoncer les crimes de cette nature et que la loi du 28 avril 1832 a abrogés. L'article 378 doit donc être appliqué sans réserve.

217. — Mais pour qu'il soit applicable, il faut que le secret divulgué soit parvenu à la connaissance du médecin à raison de son état et de sa profession, c'est-à-dire des soins ou des conseils qu'il a donnés à ses malades : il n'est pas nécessaire qu'il y ait eu confidence de la part du client : toute constatation médicale faite même à l'insu de celui-ci doit rester secrète (1). — Il suffit qu'il y ait révélation à une seule personne : il n'est pas nécessaire, pour que le délit existe, qu'il y ait publication (2). — Le consentement de la personne qui a confié le secret ne peut autoriser le médecin à en faire la révélation que si le secret n'intéresse pas en même temps un tiers qui n'aurait pas donné la même autorisation (3). Jamais les héritiers d'une personne décédée ne peuvent relever le médecin du secret professionnel en ce qui le concerne (4). Le délit existe par le fait même de la divulgation, sans qu'il soit nécessaire d'établir à la charge du révélateur l'intention de nuire, à tel point que l'on doit considérer comme tombant sous l'application de l'art. 378 du Code pénal le médecin qui publie dans un journal les causes de la mort de l'un de ses clients dans le seul but de détruire des suppositions fâcheuses sur la nature de la maladie dont il est mort (5). — Un médecin se rend passible du même texte lorsque,

---

(1) Briand et Chaudé, op. cit., t. 2. p. 568 ; Angers, 18 nov. 1850, J. P. 51. 1. 21.

(2) Hemar, Le secret médical, p. 6 ; Cass. 21 nov. 1874, S. 75. 1. 89.

(3) Grenoble, 23 août 1828, S. 28. 2. 318, J. P. 29. 1. 541. D. 28. 2. 238.

(4) Trib. civ. Hâvre 3 Juillet 1886, S. 87. 2. 69.

(5) Paris, 21 avril 1885, Journ. droit crim. 885 p. 182 ; Cass. 18 Déc. 1885, Gaz. Pal. 86. 1. 225 ; 19 déc. 1885, D. 86. 1. 347.

dans une asignation lancée à l'occasion d'honoraires réclamés par lui, il donne des détails sur la maladie dont son client était atteint (1).

218. — Le principe posé par l'article 378 peut se trouver en conflit : 1° Avec l'article 56 du code civil aux termes duquel le médecin et la sage-femme qui ont assisté à un accouchement sont tenus de déclarer à l'officier de l'état-civil la naissance de l'enfant : or si la mère ne veut pas se faire connaitre, doivent-ils néanmoins indiquer son nom ? Nullement (2) : il n'est même pas tenu d'indiquer le lieu de la naissance quand cette indication est de nature à mettre sur la trace du nom de la mère (3). — 2° Avec l'article 77 du code civil qui prescrit à l'officier de l'état civil de s'assurer du décès et avec l'usage qui confie ce soin aux médecins. Mais il faut observer que le médecin vérificateur n'a qu'à constater le fait sans s'inquiéter des causes de la mort (4). — 3° Avec les articles 80, 304 et 355 du code d'instruction criminelle qui imposent à tout citoyen l'obligation de dire la vérité à la justice quand il est interpellé par elle. La jurisprudence résout ce conflit par une distinction. Si le fait sur lequel le médecin est interrogé est simplement arrivé à sa connaissance dans l'exercice de sa profession, il doit le révéler : si au contraire il lui a été confié expressément sous le sceau du secret auquel il est astreint à raison de sa profession, il peut se refuser à en déposer : dans aucun cas sa déposition ne peut le rendre passible des peines portées par l'article 378 du code pénal (5). Mais le médecin doit toujours comparaître sur la citation qui lui est donnée et il ne saurait se refuser à prêter le serment exigé de tout témoin : en effet, il peut être appelé à s'expliquer sur des faits qui ne sont pas couverts par le secret professionnel et c'est seulement quand les questions leur sont posées qu'il leur appartient de déclarer s'il lui est ou non possible de répondre (6).

219. — Quant à tracer des règles précises pour déterminer à l'avance les cas où le médecin peut ou doit dévoiler les faits parvenus à sa connaissance et ceux où il est tenu à les celer, c'est œuvre impossible. En principe, le médecin est tenu au secret : s'il le viole, il est punissable même en l'absence de toute intention de nuire ; donc

---

(1) Trib. corr. Seine, 4 avril 1864, Bull. arr. Paris, 1864, p. 913.

(2) Chauveau et F. Hélie, op. cit. t. 5 p. 529 ; Blanche, études pratiques sur le Code pénal, t, 5 n° 453 ; Muteau, du secret professionnel, p. 250 ; Cass. 16 sept. 1843, Gaz. trib. 17 sept. 1843 ; 1er août 1845, D. 45, 1, 363.

(3) Angers, 18 nov. 1850, D. 51, 2, 20.

(4) Muteau, op. cit., p. 407 et suiv.

(5) Cass. 26 juillet 1845, J. P. 45, 2, 289, D. 45, 1, 340 ; Merlin, Rép. v Déposition § 2 et Témoin judiciaire § 1er, art. 6 ; Blanche, op. cit, t. 5, p. 553 ; Nouguier, Cour d'assises, n° 2151.

(6) Cour d'assises de la Seine, 9 et 10 avril 1877, Gaz. trib. 10 et 11 avril 1877.

en thèse générale, il doit se taire. Ceci dit, parcourons quelques cas prévus par les auteurs ou la jurisprudence. — Une maladie contagieuse, le mal vénérien, par exemple, a été communiqué à l'un des époux par l'autre : leur médecin peut-il, sans violer le secret professionnel, attester dans un certificat l'existence de cette maladie? Comme question de principe, dit M. Legrand du Saulle, le médecin ne doit jamais délivrer de certificats établissant que telle personne a une pareille maladie. Sait-on, en effet, l'usage excessif qui sera peut-être fait de ce certificat? En fait, pour admettre qu'un médecin ne commet pas une violation de secret professionnel en signant cette pièce, il faut qu'il se soit fait demander formellement le certificat par l'époux contaminé, par écrit, et dans un but sérieux ». Quant à délivrer un certificat constatant ce mal chez l'autre époux qui a dû le communiquer il ne le peut ni ne le doit (1). — Le médecin appelé à visiter l'ouvrier d'une industrie favorable à la contagion, celles des verriers, par exemple, qui se servent pour souffler les bouteilles d'un tube de fer creux passant de bouche en bouche, et qui constate chez cet ouvrier les symptômes d'une maladie contagieuse doit le dénoncer, car ces derniers, en entrant dans la verrerie ont accepté comme une condition de leur engagement, de se soumettre à la visite médicale : ils ont donc ainsi, par avance, relevé le médecin du secret professionnel (2). Mais des questions plus embarrassantes au point de vue de la conscience de l'homme de l'art peuvent se présenter. Un homme marié ou un domestique se présentent à sa consultation : il reconnaît chez eux des accidents syphilitiques de nature contagieuse : peut-il prévenir l'épouse ou les maîtres? Son silence peut avoir les conséquences les plus graves : mais nous estimons néanmoins que, s'il n'obtient pas de son client l'autorisation de parler, il doit se taire ; car ainsi que nous l'avons vu la divulgation du secret médical se punit même si elle est faite sans intention de nuire, même si elle se produit dans un but honnête : enfin les considérations d'ordre public, base de l'article 378 du code pénal, doivent l'emporter sur l'intérêt des particuliers. — En ce qui concerne le secret professionnel dans l'armée, une décision ministérielle du 4 avril 1845 décide que l'officier de santé ne doit pas, en rendant compte de l'état des officiers malades à la chambre, faire connaître la nature de leur maladie, car les officiers de santé ont des fonctions purement médicales qui ne doivent pas se prêter à des mesures supplémentaires de police.

220. — La loi du 30 novembre 1892 a apporté aux règles que nous venons d'exposer sur le secret professionnel une exception fort im-

(1) Muteau, op. cit. p. 39 ; Pand. Franç. v° Art de guérir, n° 451.
(2) Muteau, op. cit. p. 395 et suiv.

portante en disposant dans son article 15 que « tout docteur, officier de santé ou sage-femme, est tenu de faire à l'autorité publique, son diagnostic établi, la déclaration des cas de maladies épidémiques tombées sous son observation ». Mais notre article a soin d'ajouter que cette obligation ne portera que sur les maladies épidémiques dont la divulgation n'engage pas le secret professionnel et dont la liste sera dressée par arrêté du Ministre de l'Intérieur, après avis de l'Académie de médecine et du comité consultatif d'hygiène publique de France.

221. — Malgré ces précautions notre article 15 a été l'objet, dans son principe d'une vive opposition : de tous les articles de notre loi, c'est peut-être celui qui a suscité le plus de réclamations de la part du corps médical (1). A un grand nombre il a paru porter atteinte au secret professionnel et imposer aux médecins une obligation nouvelle préjudiciable à leurs intérêts de clientèle (2). Aussi a-t-on proposé que la déclaration fût faite par le chef de famille ou par le logeur sur l'avis du médecin. Cette opinion n'a pas prévalu : car si on compare les résultats de la législation sanitaire des différents pays, on constate qu'elle est bien plus efficace lorsque le médecin seul est chargé de la déclaration (3).

222. — Quant à la question du secret professionnel, elle est sans valeur ici, étant donnée la rédaction de notre texte qui a substitué aux mots : « maladies transmissibles » qui se trouvaient dans le projet primitif et qui pouvaient s'appliquer à des maladies honteuses, les expressions : « maladies épidémiques » qui excluent toute affection ayant un caractère secret. D'ailleurs la loi qui ordonne la déclaration des maladies contagieuses s'impose comme une mesure de nécessité sociale. A diverses reprises, à la suite des savants travaux de MM. Dechambre, Fodéré, Brouardel, H. Monod, A.-J. Martin, Bouloumié, etc..., l'Académie de médecine, le comité consultatif d'hygiène de France, l'association générale des médecins de France avaient émis des avis motivés en faveur de la déclaration obligatoire. « J'espère, disait M. le Dr Drouineau (4), en parlant des partisans du secret absolu, que c'est une minorité dans le corps médical, et je pense que la grande majorité comprend autrement le devoir professionnel et les obligations du secret. Peuvent-ils admettre que la rigueur du secret expose leurs propres enfants, leurs proches parents, aux hasards d'une contamination dangereuse, et approuvent-

(1) V. discours de M. Lourties au Sénat, séance du 4 avril 1892, *J. off.* du 5 avril, p. 376 et suiv.

(2) Rapport de M. Cornil au Sénat, p. 92 et suiv.

(3) Dr Drouineau, de la déclaration des maladies contagieuses ; Extrait de la Revue d'hygiène 1891.

(4) Rapport de la Société de médecine publique, 2. mars 1891.

ils la conduite de leurs confrères, amenant, par leur silence, la désolation et la mort au sein de leur famille ? » M. Brouardel ajoutait (1). « Peut-on soutenir que de dire de quelqu'un qu'il a la diphtérie, la rougeole, la fièvre typhoïde ou le choléra, ce soit révéler un secret? Les médecins qui le pensent n'ont-ils jamais dit à quelqu'un : « Ne menez pas vos enfants chez Mme X .. ses enfants ont la scarlatine ou la coqueluche... » Personne n'ignore que telle personne a succombé à la fièvre typhoïde, mais l'autorité ignore dans quelles conditions est survenue l'infection. Il n'y a de secret que pour elle. Que le médecin, dont la conscience n'a probablement pas été suffisament éclairée sur ce point, veuille bien réfléchir aux conséquences de sa conduite. Le foyer de l'infection typhique persiste puisque rien n'a révélé à l'administration qu'il en existe un. Quelques mois, quelques années plus tard, la même cause aura les mêmes effets... Le secret médical invoqué dans de telles circonstances ne cache rien de médical ; il cache la cause de la maladie et condamne de nouvelles victimes à succomber à leur tour. » Il est certain que l'honneur d'une famille, l'avenir d'un malade n'est pas mis en question par une variole, une scarlatine ou une affection dyphtérique (2).

223. — Aussi depuis longtemps étions-nous devancés sur ce point par la plupart des législations étrangères.

La loi anglaise a pris les précautions les plus minutieuses et les mesures les plus énergiques pour empêcher les premiers cas isolés de se transformer en foyer d'infection et assurer à cet effet le concours indispensable des médecins. D'après les dispositions du *Registration Act* de 1874, l'employé de l'état civil est tenu d'envoyer au bureau d'hygiène le relevé des décès et de leurs causes ; mais si l'une de ces causes est une maladie contagieuse, il en doit donner avis immédiatement. Il doit faire de même pour tout décès en cas d'épidémie. Ces prescriptions ont paru insuffisantes, car, pour prévenir une épidémie, il ne suffit pas de connaître l'existence d'une maladie contagieuse par les décès qu'elle cause, il faut que l'autorité sanitaire soit prévenue de son apparition afin qu'elle puisse prendre les précautions nécessaires. Une loi nouvelle du 30 août 1889, a rendu obligatoire la déclaration de tout cas quelconque de l'une des maladies contagieuses suivantes : petite vérole, choléra, dipthérie, croupe, érysipèle, fièvre scarlatine, fièvres connues sous le nom de typhus, thyphoïde, entérique, relapse, continue ou puerpérale : « Le chef de famille, ou à son défaut, les

(1) Société de médecine publique, séance du 24 juin 1891.
(2) Dr Lefort, Académie de médecine. Février 1891.

plus proches parents qui sont dans l'habitation ou qui soignent le malade ; à défaut de parents, toute personne chargée de la garde du malade, et à défaut d'une telle personne le principal locataire doit, aussitôt qu'il est informé que le malade est atteint d'une des maladies contagieuses ci-dessus énumérées, en faire la déclaration au *Medical officer of Health* du district. Tout médecin qui soigne ou qui est appelé à visiter un malade doit, dès qu'il a constaté que le malade souffre d'une de ces maladies contagieuses, envoyer au *Medical officer of Health* un certificat indiquant le nom du malade, son domicile et la maladie dont, suivant son opinion, le malade est atteint. (Loi du 30 août 1889, art. 3). Les délinquants sont punis d'une amende. Cette loi, combinée avec le Code sanitaire de 1875, si intelligemment conçu et si complet, met aux mains de l'autorité compétente toutes les armes nécessaires pour lutter efficacement contre le fléau. Dès que le chef du service sanitaire est averti, il doit aussitôt visiter la localité et la maison atteintes, s'enquérir des causes de la maladie, indiquer les mesures à prendre pour éviter la propagation, assister, autant que faire se peut, à l'accomplissement de ces mesures. Il s'efforcera d'assurer l'isolement du malade. Si cet isolement paraît impossible et si un hôpital est à portée, il conseillera d'y transporter le malade après avoir pris l'avis du médecin traitant (1). S'il juge que la maison ou des objets quelconques qui sont dans la maison doivent être désinfectés, l'autorité locale met le propriétaire ou le locataire en demeure d'effectuer cette désinfection, qui se fait d'office en cas de refus, et aux frais de l'autorité locale si les intéressés sont trop pauvres pour la payer. (Loi de 1875, art. 12, d.-12 c.). (2).

En Belgique, en vertu d'un décret royal du 31 mars 1818, tous les médecins doivent porter à la connaissance du bourgmestre ou du bureau d'hygiène chaque cas de maladie contagieuse qui s'est présenté dans leur district. Une semblable ordonnance, avec des dispositions plus rigoureuses, fut promulguée par l'autorité communale de Bruxelles, le 18 octobre 1824. Les asiles, prisons, hôtels garnis, auberges, etc., sont soumis à la même obligation. Les maladies qui doivent être notifiées sont : la variole, la scarlatine, la rougeole, la fièvre typhoïde, le typhus, le choléra, la diphtérie et la dyssenterie. Dès qu'un cas a été dénoncé au bureau, le médecin municipal procède à une enquête sur l'état sanitaire de la demeure du patient, sur les causes probables de la maladie : il s'informe s'il y a d'autres cas dans la maison ou le voisinage, si les personnes en question ont

(1) Polmberg, Traité de l'hygiène publique, p. 8.

(2) M. Henri Monod, note lue à la Société de médecine publique et d'hygiène professionnelle, à la séance du 22 avril 1891.

été vaccinées, s'il y a des enfants dans la maison qui fréquentent l'école. Si le médecin traitant a indiqué tous ces points dans sa déclaration, il n'y a pas lieu à une enquête de la part du médecin municipal. Aussitôt en possession de ces renseignements, le médecin municipal fait son rapport au bureau de santé, qui ordonne les mesures jugées nécessaires. La notification des cas de maladie se fait au moyen de formulaires dressés par le bureau et fournis par lui à chaque médecin (1).

En Allemagne, chaque père de famille, propriétaire, hôtelier, médecin ou ecclésiastique est tenu de prévenir la police de tous les cas de maladies contagieuses qui pourraient mettre en danger la santé publique, ainsi que de tous les cas de maladies ou de décès suspects. Dans ce dernier cas, la sépulture ne peut avoir lieu sans une autorisation de la police. A la première notification d'un cas de maladie semblable, la police est tenue de faire examiner le malade par un médecin ; si ce dernier constate le caractère dangereux de la maladie, elle en informera sans délai l'administration et l'autorité militaire de la place. Si le nombre des maladies croît, les autorités communales des districts avoisinants devront être prévenues. Tant qu'une épidémie quelconque règne, un membre de la commission d'hygiène doit se tenir en permanence au bureau; il est autorisé, en cas d'urgence, à prendre sur-le-champ les mesures indispensables. Le gouvernement de la province reçoit chaque jour et chaque semaine un rapport sur les malades en traitement, sur les cas de guérison ou de décès (1).

Dans l'Autriche-Hongrie, le médecin est tenu de déclarer chaque cas de typhus, dyssenterie, variole, scarlatine, rougeole, diphtérie, ophthalmie purulente, coqueluche, érysipèle, fièvre puerpérale, hydrophobie et trichinose qui se serait présenté dans sa clientèle. Sur sa déclaration, le médecin du district envoie de suite l'inspecteur sous ses ordres dans la demeure du malade pour procéder à l'examen du cas signalé. Le médecin du district prescrit ensuite les mesures nécessaires à prendre pour le reste de la famille et le malade lui-même: isolement du malade, translation à l'hôpital vaccination, désinfection, défense d'aller à l'école, au bureau, etc.

En Suède, tout médecin appelé à soigner un malade atteint de choléra, variole et autres maladies épidémiques et contagieuses, doit remettre aussitôt à la commission de salubrité le nom du malade et de la maladie, l'âge et le domicile du malade. Si ces cas de maladie restent isolés, le médecin doit en faire la déclaration

(1) Polmberg, *op. cit.*, p. 279.

(2) *Gesetz über allgemeine Landesverwaltung*, du 21 mars 1850 et du 20 septembre 1867.

dès qu'il en a acquis la certitude. Si l'épidémie se déclare, une fois par semaine, au jour fixé par la commission, le médecin doit signaler les cas nouveaux dont il a connaissance. Si l'isolement d'un malade lui paraît insuffisant, il a le devoir d'en prévenir immédiatement la commission (1).

En Finlande, les cas d'épidémie contagieuse sont notifiés par tous les médecins en activité au médecin de la ville (*Stadslakore*), qui publie toutes les semaines un tableau des cas nouveaux survenus dans l'intervalle.

Dans les Pays-Bas, aux Etats-Unis, dans presque tous les cantons de la Suisse, en Italie, d'après la loi sanitaire qui a modifié la loi de 1865 et le règlement qui l'a complétée, en Portugal, en Serbie, existe la même déclaration obligatoire pour le médecin.

224. — Mais même chez nous, n'avons-nous pas une loi du 3 mars 1822 (2) dont l'article 13 est ainsi conçu : « Sera puni d'un emprisonnement de quinze jours à trois mois et d'une amende de 50 à 500 francs tout individu qui... ayant connaissance d'un symptôme de maladie pestilentielle aurait négligé d'en informer qui de droit. Si le prévenu.... est médecin, il sera en outre puni d'une interdiction d'un an à cinq ans. » Remplacez les mots *maladies pestilentielles* par ceux de *maladies épidémiques* et vous aurez, sauf la rigueur des pénalités, l'art. 15 de la loi de 1892. Concluons-en que notre loi ne constitue même pas une innovation, mais simplement la consécration et l'extension d'un texte ancien et tombé en désuétude Il en résulte aussi qu'elle abroge définitivement la loi de 1822 sur la matière qu'elle réglemente elle-même : ce point ne nous paraît pas devoir souffrir la moindre difficulté.

225. — Notre loi de 1892 n'impose au médecin l'obligation de faire la déclaration des maladies épidémiques qu'une fois son diagnostic établi, car toute précipitation serait fâcheuse. De là cette conséquence qu'une erreur de diagnostic ne sera jamais punissable. De plus, la déclaration ne sera obligatoire que pour les maladies épidémiques comprises dans la liste officielle qui sera publiée, laquelle comprendra vraisemblablement la peste, le choléra, la fièvre jaune, la variole, la rougeole, la scarlatine, la coqueluche, la diphtérie, la suette miliaire, le typhus, la fièvre typhoïde ; peut-être y ajoutera-t-on l'érysipèle et la grippe (3). Un arrêté ministériel fixera le mode des déclarations desdites maladies et déterminera l'autorité publique à qui elles devront être adressées (4).

(1) Polmberg, op. cit. p. 533.

(2) V. sur cette loi notre ouvrage : *Les médecins et la loi du 19 ventôse*, an XI, p. 81 et suiv.

(3) Rapport de M. Cornil au Sénat, p. 97 et 98.

(4) Discours de M. Brouardel, commissaire du gouvernement, au Sénat, séance du 4 avril 1892, *J. off.* du 5 avril, p. 388 et 389.

226 — La sanction de l'article 15 est posée par l'article 21 aux termes duquel le docteur en médecine ou l'officier de santé qui n'aurait pas fait la déclaration prescrite sera puni d'une amende de 50 à 200 francs. On remarque entre ces deux textes une sorte de discordance en ce que l'article 15 impose la déclaration aux docteurs, officiers de santé et sages-femmes, tandis que l'article 21 n'édicte de peine, en cas d'infraction, que contre les docteurs et les officiers de santé et laisse de côté les sages-femmes. Ce défaut d'harmonie a été remarqué lors de la discussion au Sénat et il a été volontairement maintenu par le législateur qui, pour plus de précaution a voulu inviter formellement la sage-femme à déclarer les maladies épidémiques qu'elle aura pu constater, mais qui cependant, en raison de l'insuffisance de ses connaissances médicales et, par suite, du défaut de sûreté de son diagnostic, n'a pas entendu lui appliquer les peines de l'article 21. Le docteur-médecin et l'officier de santé seuls sont exposés à une pénalité (1).

227. — L'article 15 de notre loi constitue, au point de vue de l'hygiène publique et de la prophylaxie des maladies épidémiques, un réel progrès. D'après des études très consciencieuses faites par MM. Drouineau et Brouardel, la déclaration qu'il prescrit peut épargner à la France, chaque année, 25 à 30.000 victimes par la variole et la fièvre typhoïde, peut-être autant par les autres maladies infectieuses (2). Mais comme le fait observer M. Delacroix, conseiller à la Cour d'appel de Besançon, dans une remarquable étude sur l'hygiène publique et le secret professionnel (3), pour que la nouvelle loi puisse produire tous ses effets, il faudrait la faire concorder avec une refonte générale de notre législation sanitaire dont l'insuffisance est depuis longtemps signalée. Elle pêche par la base. Nous n'avons pas un service public d'hygiène indépendant et notre administration, désarmée, entravée à chaque pas, sous prétexte de liberté individuelle, ne peut prendre aucune mesure énergique. « Une nouvelle loi sanitaire, dit M. Delacroix, devrait donc suivre de près et compléter celle qui va régir l'exercice de la médecine. Cette loi s'impose comme une nécessité sociale. Si nous voulons échapper à une décadence, à une ruine certaine, il est temps d'opérer une réforme complète et de nous mettre au niveau des autres nations au point de vue de l'hygiène publique ; car il est aujourd'hui démontré qu'une des principales causes de la dépopulation en France

---

(1) Sénat, séance du 4 avril 1862, *J. off.* du 5 avril, p. 379 et 380.

(2) Revue d'hygiène et de police sanitaire 20 juillet 1891. Gaz. trib., 10 déc. 1891. C'est à cette étude que nous avons emprunté les renseignements ci-dessus donnés sur le droit comparé.

provient de notre indifférence et de notre incurie en matière d'hygiène ». Nous nous associons pleinement aux vœux si bien exprimés par l'éminent magistrat (1).

CHAPITRE SIXIÈME

DE L'EXERCICE ILLÉGAL DE LA MÉDECINE. — PÉNALITÉS

SOMMAIRE. — *Définition du délit d'exercice illégal, ses caractères. — Droit de poursuite. Compétence. — Pénalités, Récidive. — De la suspension et de l'interdiction de l'exercice de la médecine. — Articles 16, 17, 18, 19, 20, 24, 25, 26 et 27 de la loi.*

§ 1er — Définition du délit d'exercice illégal. — Ses caractères

228. — Au fur et à mesure que la science médicale précise ses moyens de diagnostic, qu'elle étend ses découvertes, qu'elle emploie des agents thérapeutiques plus puissants et partant plus redoutables, que l'homicide par imprudence est plus facile, il est nécessaire de se montrer plus sévère à l'égard de ceux qui se livrent sans diplôme à l'exercice de l'art de guérir. N'est-il pas nécessaire aussi, si l'on veut avoir un corps médical suffisant et convenablement réparti, de ne pas tolérer que s'agitent autour de lui des guérisseurs incapables et malhonnêtes? Pour conjurer de tels dangers il faut qu'une sanction pénale sérieuse corrobore l'interdiction de l'exercice illégal de la médecine. Mais avant tout, il importait de définir le délit afin de rendre plus exacte l'application de la loi.

229. — La loi de ventôse an XI, par l'incohérence de ses dispositions, avait fait du délit d'exercice illégal de la médecine une création juridique absolument hybride. D'une part, il était poursuivi à la diligence du procureur de la République devant les tribunaux de police correctionnelle, mais d'autre part, il ne consti-

(1) L'ensemble des mesures sanitaires qu'il préconise est à ce point nécessaire pour faire produire à la loi de 1892 les heureux résultats qu'on en attend, que nombre d'hygiénistes anglais ont soutenu et démontré que la diminution de la mortalité en Angleterre était due plutôt aux mesures énergiques d'hygiène publique que l'autorité sanitaire est en droit de prendre qu'à la loi qui impose aux médecins l'obligation de révéler les maladies contagieuses ; en tous cas si cette obligation est isolée elle reste lettre morte. V. sur ce sujet : Résultats de l'application de la loi sur la déclaration des maladies infectieuses en Angleterre. Semaine médicale du 14 septembre 1892.

tuait qu'une contravention de simple police, car l'article 35 disposait que les individus convaincus d'avoir pratiqué sans diplôme l'art de guérir seraient condamnés à une amende pécuniaire envers les hospices, mais sans en déterminer le chiffre ; or, comme dans notre législation il n'y a plus de peine arbitraire, le juge ne pouvait appliquer que les amendes les plus faibles, celles de simple police. De ce caractère contraventionnel du délit résultaient les conséquences juridiques suivantes : Il n'y avait pas lieu d'appliquer les règles de la complicité, car elles ne visent que les crimes et les délits (1). — Il n'y avait récidive que lorsqu'il avait été rendu dans les douze mois précédents contre le contrevenant un jugement de condamnation pour contravention de même nature commise dans le ressort du même tribunal, et elle ne donnait lieu qu'à un emprisonnement de un à cinq jours et à une amende de quinze francs (2). — La règle prohibitive du cumul des peines ne s'appliquait pas et le juge devait prononcer autant de fois la peine édictée qu'il y avait eu d'actes constitutifs de la contravention. Il en résultait que l'amende totale, en cas de récidive surtout, pouvait atteindre un chiffre fort élevé : le 18 août 1876, le tribunal correctionnel de la Seine condamnait un sieur Gayot à 368 amendes de 3 francs chacune pour 368 faits constatés d'exercice illégal. — Le fait matériel suffisait pour qu'une condamnation pût être prononcée : il n'y avait pas à rechercher le fait intentionnel. — L'action contre le délinquant se prescrivait par un an. — La faculté d'appel n'existait que si la peine prononcée était celle de l'emprisonnement ou si les réparations civiles dépassaient cinq francs outre les dépens. L'appel était porté devant la cour d'appel.

230. — Le délit caractérisé par la loi de ventôse était aussi ce que l'on appelle en droit un délit simple. Il en résultait que quiconque faisait un seul acte de médecine ou de chirurgie sans diplôme commettait une contravention et tombait sous le coup des pénalités qu'elle édicte. Nous disons « un seul acte », car il a été constamment jugé que l'habitude n'était pas un élément constitutif du délit et qu'un fait même isolé pouvait donner lieu à une condamnation (2).

De telle sorte que la loi de l'an XI, avec ses pénalités ridicules, arrivait parfois, grâce à la bizarrerie de ses dispositions, à des sévérités inacceptables.

231. — La loi de 1892 a complètement modifié, sur les divers points que nous venons de signaler, le système de la législation

(1) Lyon, 7 mai 1860, J. P. 61. 370.
(2) Cass. 30 avril 1868, J. P. 58, 581.
(3) Cass. 9 juin 1836, J. P. 37. I. 18.

antérieure. D'une part, en effet, elle qualifie l'exercice illégal de délit et le frappe de peines correctionnelles (1), d'autre part, elle en fait non plus un délit simple mais un délit d'habitude.

232. — Du premier de ces principes à savoir que l'exercice illégal de la médecine est un délit puni de peines correctionnelles résultent les conséquences suivantes toutes inverses de celles qui découlaient de la doctrine de la loi de Ventôse : Il y aura lieu d'appliquer les règles de la complicité telles qu'elles sont posées par les articles 59 et suivants du Code pénal. — La règle prohibitive du cumul des peines s'appliquera et, en cas de plusieurs délits compris dans la même poursuite, la peine la plus forte sera seule prononcée conformément à l'article 365 du Code d'Instruction criminelle. — L'action contre le délinquant se prescrira par trois années par application de l'article 638 du même Code. — La faculté d'appeler aux termes de l'art. 199 existera toujours au profit du condamné : l'appel sera porté devant la cour d'appel.

233. — Mais l'innovation capitale de la loi de 1892, consiste dans la transformation du délit d'exercice illégal en délit d'habitude. On entend par là un délit qui ne se constitue que par la réitération d'actes qui, considérés isolément, n'ont pas assez de gravité pour mériter une peine mais qui, répétés plusieurs fois, et dénotant ainsi une habitude chez leur auteur, deviennent alors punissables (2). Or tel est bien le sens qu'il faut donner à la définition écrite dans l'article 16 de notre loi : « Exerce illégalement la médecine : 1° Toute personne qui non munie d'un diplôme..... prend part habituellement ou par une direction suivie, au traitement des maladies..... etc. » Le texte est formel : le délit n'existe que s'il y a habitude, un fait isolé demeure impuni. » Le mot habitude, dit M. Chevandier (3), caractérise le fait de l'exercice illégal de la médecine. Celui-là n'est pas répréhensible qui émet éventuellement un avis, ni celui qui visite les malades et donne un conseil, sans prendre la responsabilité du traitement prescrit. Faire office de médecin, avoir cela en habitude, voilà la caractéristique du délit, qu'il s'agisse de prescriptions ou de manœuvres ayant trait à la pratique de la chirurgie, des accouchements ou de l'art dentaire. » Dans cette définition il faut surtout retenir ces mots : « Faire office de médecin. » Celui-là exerce illégalement qui fait office de médecin et en a l'habitude.

---

(1) « C'est intentionnellement que nous avons introduit le mot délit dans le dispositif de notre proposition ; et, afin qu'il ait désormais toute sa valeur juridique, nous avons établi le minimum et le maximum de la peine encourue ». Rapport de M. Chevandier, 27 octobre 1890, p. 61.

(2) A. Lainé, traité élémentaire de Droit criminel, p. 95.

(3) Rapport à la Chambre des députés, 11 juin 1885, p. 55.

234. — Mais qu'est-ce que faire office de médecin? Question de fait, impossible à délimiter et qui reste soumise à l'appréciation des tribunaux. Toutefois, nous trouvons à cet égard dans les travaux préparatoires d'utiles indications. Ainsi dans la première rédaction de notre texte on visait spécialement le fait de prendre part au traitement des maladies soit par des conseils habituels, soit par une direction suivie, soit par des manœuvres opératoires ou application d'appareils. Sur les observations de M. Le Cerf (1) ces expressions « conseils habituels » furent supprimées comme étant à la fois trop précis s'ils devaient avoir un sens restrictif et trop large s'ils n'indiquaient que des exemples proposés. C'est la double pensée qu'émet M. Cornil dans son rapport au Sénat (2) en proposant la suppression qui fut adoptée des mots : « manœuvres opératoires ou application d'appareils. » Nous avons, dit-il, supprimé la tentative de définition du traitement des maladies adoptée par la Chambre : en indiquant que l'exercice illégal était caractérisé par des manœuvres opératoires ou par des applications d'appareils on spécifie trop ou trop peu. Trop, car les bandagistes qui ont toute qualité pour faire des appareils herniaires par exemple, pour les essayer et les appliquer, se trouvaient compris dans l'exercice illégal de la médecine. Le mot de manœuvre opératoire s'appliquait en particulier aux accouchements, et il est impossible de poursuivre en justice les personnes, matrones ou femmes, plus ou moins expertes qui interviennent dans un accouchement inopiné. Il est impossible aussi de poursuivre celui qui arrache une dent, et cependant c'est une manœuvre opératoire. Trop peu, car on ne peut indiquer dans un article de loi tous les détails, toutes les formes sous lesquelles se présente l'exercice illégal. Nous avons préféré laisser aux tribunaux plus de latitude dans l'appréciation de l'exercice illégal ». — « Nous avons toujours voulu, dit M. Brouardel, commissaire du gouvernement (3), que ce fut l'habitude du traitement qui constitue le délit. Nous avons choisi le mot traitement après avoir consulté la définition de ce mot dans Littré et même dans Molière, qui nous a été quelquefois opposé. Littré dit : « Traitement, manière de conduire une maladie à l'effet soit de la guérir, soit d'en diminuer le danger, soit de calmer les souffrances qu'elle cause, soit d'atténuer ou dissiper les suites qu'elle peut entraîner. — Il faut suivre le traitement indiqué. » Ainsi vous le voyez, suivre le traitement d'une maladie, c'est prendre part à son traitement.

(1) Chambre des députés, séance du 19 mars 1891, *J. off.* du 20 mars, p. 677, et suiv., et p. 682.

(2) p. 99, et suiv.

(3) Sénat, séance du 7 avril 1892, *J. off.* du 8 avril, p. 408.

Et Molière disait aussi : « Je traiterai monsieur méthodiquement et dans toutes les régularités de notre art. » C'est la même idée. Vous voulez que nous ajoutions le mot « suivre ». Je ne demande pas mieux. Il y a dans notre pensée, une distinction absolue à faire avec les soins accidentels, même si l'urgence est contestable, donnés par occasion, ce que tout le monde fait tous les jours, et nous n'avons pas la prétention tyrannique d'entrer dans cet ordre d'idées. Mais quand quelqu'un suit un traitement, lorsqu'il prend part à la direction de ce traitement, il faut bien qu'il ait par devers lui quelques connaissances médicales qui lui permettent d'éviter les plus grossières erreurs. »

235. — De ce principe que le délit d'exercice illégal de la médecine est un délit d'habitude, résultent un grand nombre de conséquences ou de difficultés juridiques qui tiennent à la nature même de cette sorte de délits et qui sont relatifs à l'action civile lorsque ce sont des personnes différentes qui ont été lésées par les faits qui les constituent, à la juridiction compétente lorsque ces faits se sont passés chacun en des ressorts différents, enfin, à la prescription, lorsqu'il s'agit de savoir si chacun de ces faits est ou n'est pas susceptible d'être couvert isolément par la prescription. Sur tous ces points qu'il nous suffit de signaler ici, nous renvoyons aux principes généraux du droit pénal et aux ouvrages qui les exposent. Notons seulement que le législateur de 1892 n'ayant pas marqué lui-même le nombre de faits nécessaires pour constituer le délit, c'est à la jurisprudence à apprécier, dans chaque affaire, si l'habitude existe, si l'on est autorisé à dire de l'inculpé qu'il a commis habituellement les faits poursuivis : mais la pluralité de malades soignés ne sera pas nécessaire pour qu'une condamnation puisse intervenir, les passages ci-dessus cités des travaux préparatoires ne laissent aucun doute à ce sujet : au surplus, notre loi l'indique formellement en ajoutant au mot « habituellement » ceux-ci « ou, par une direction suivie » qui expriment cette idée que le fait de diriger d'une manière suivie le traitement même d'un seul malade, constitue le délit d'exercice illégal.

236. — Le principe est donc certain : un acte d'exercice de la médecine pris isolément ne tombe pas sous l'application de notre loi. Mais que décider cependant si cet acte isolé a une gravité exceptionnelle, constitue par exemple une grande opération chirurgicale? Nous comprenons qu'on hésite beaucoup, car ici le fait paraît dominer le droit. Un individu sans diplôme ampute une jambe à un blessé, sera-t-il punissable ? La question ne se pose que si l'opération a été faite en dehors d'un cas d' « urgence avérée » (car, nous le verrons, la loi de 1892 contient cette exception) et si elle isolée, car si l'opérateur donne à l'amputé des soins consécutifs, il prend part, par une direction suivie, au traitement de l'affection chirurgicale et tombe dès lors sous le coup de notre article 16. Dans les termes où nous la posons, la question embarrassante en fait ne nous paraît pas douteuse en droit : une opération, ainsi pratiquée, ne constitue pas le délit prévu par le législateur de 1892; car on n'y rencontre pas ses éléments constitutifs essentiels qui sont l'habitude ou la direction suivie et comme, en matière pénale, tout est de droit étroit, que l'interprète ne peut suppléer ni aux lacunes ni au silence du texte, force est de s'incliner. Mais pour nous, il est bien évident que les auteurs de notre loi n'ont pas prévu ce résultat, d'autant plus certain cependant que les mots « manœuvres opératoires » ont été supprimés du texte primitif sans être remplacés par le mot « opérations », ainsi que le demandait M. Le Cerf à la séance de la Chambre des députés du 19 mars 1891 (1). Ajoutons toutefois qu'en cas d'accidents survenant à la suite de l'opération, on pourra trouver dans les textes généraux du droit pénal des moyens de poursuite et de répression.

237. — L'article 16 embrasse dans une formule unique trois délits différents et par leur gravité intrinsèque et par les peines qui les frappent : délits d'exercice illégal de la médecine, de l'art dentaire et des accouchements. Nous venons de voir quels sont les éléments constitutifs communs à ces trois délits. Nous n'avons rien à ajouter en ce qui touche le premier. Voyons en quelques mots ce qu'il peut y avoir de spécial à chacun des deux autres.

238. — Prendre part sans diplôme de chirurgien-dentiste à la pratique de l'art dentaire, constitue le délit d'exercice illégal de la médecine. Que doit-on entendre par là ? Nous renvoyons sur ce point à la définition que nous avons donnée du dentiste, d'après M. Cornil (2), et nous la complétons par les déclarations qu'il a faites au Sénat (3). « Il est difficile de faire tomber sous le coup de l'exercice illégal de l'art dentaire un individu exerçant, par exemple, la profession de serrurier, comme cela se voit dans quelques communes, alors qu'il a pratiqué une extraction de dent à un paysan qui venait lui dire : Il faut absolument que vous me délivriez d'une dent qui me fait mal. Mais pour ce qui est des soins donnés habituellement à la bouche et aux dents, il est certain que cela constituerait un exercice illégal de l'art dentaire, si la personne en faisait son métier, sa profession habituelle, recevait des honoraires pour arracher habituellement ou plomber des dents et fabriquer des appareils. Ces divers actes de l'exercice de l'art den-

(1) *J. off.* du 20 mars 1891, p. 677 et suiv.
(2) V. ci-dessus n° 90 et s.
(3) Séance du 21 mars 1892, *J. off.*, 22 mars 1892, p. 260.

taire constitueraient l'exercice illégal ». Et M. Brouardel, commissaire du gouvernement, d'ajouter : (1) « Quant aux poses de pièces artificielles, quant à tout ce qui constitue l'ensemble de l'art dentaire, l'habitude d'exercer cet art, il faut que la personne qui l'exerce ait les connaissances nécessaires ». C'est sur ces observations que fût ajoutée à l'article 16 la disposition aux termes de laquelle il n'est pas applicable « aux personnes qui, sans prendre le titre de chirurgien-dentiste, opèrent accidentellement l'extraction des dents. »

239. — Mais l'exercice habituel de l'art dentaire, au point de vue des petites opérations, c'est-à-dire de l'ablation des dents et de la pose des dents artificielles, constitue-t-il l'exercice illégal ? A cette question qui lui fut posée par M. Blavier, M. Brouardel répondit : (2) « Voici quelqu'un qui, habituellement, tous les jours, enlève des dents ; il se livre à la pratique de l'art dentaire. Voici quelqu'un qui, une fois, deux fois par an, enlève des dents : je vous avoue que je ne peux pas le considérer comme un dentiste ». Et M. Cornil, rapporteur, ajoute : « Il y a quelquefois de très grands dangers à poser des dentiers, à poser des dents artificielles, des appareils, et cela constitue réellement et sûrement l'exercice de l'art dentaire. J'ai vu des personnes qui sont venues à moi avec des épulis, avec de grosses tumeurs, qu'on recouvrait par des dentiers artificiels, et ces tumeurs devenaient de plus en plus envahissantes par suite de l'irritation produite par un dentier artificiel. Si ces personnes avaient consulté un dentiste instruit et scrupuleux, il leur aurait dit : Allez voir un chirurgien pour qu'il vous enlève cette tumeur ; c'est la seule chose à faire. Aussi, y a-t-il intérêt pour les malades à s'adresser à de vrais dentistes et non à des charlatans ». Enfin à la séance du 7 avril M. Brouardel disait : « Tout à l'heure l'honorable M. Blavier parlait des mécaniciens qui se chargent de prendre l'empreinte des dents et font des appareils dentaires. Il n'y a rien là de comparable à l'exercice de la médecine ou de l'art dentaire ; ces mécaniciens font un travail analogue à celui des fabricants d'appareils orthopédiques pour les enfants affectés de pied bot ou à celui des spécialistes qui font et posent des bandages. Les poursuivre, c'est comme si on poursuivait Mathieu ou Charrières parce qu'ils auront fabriqué un appareil ou un corset orthopédique. Cela n'entre en aucune façon dans les prévisions de la loi. »

En résumé, faire office de dentiste, avoir cela en habitude voilà la caractéristique du délit ; c'est la formule que nous avons déjà rencontrée et à laquelle nous nous sommes arrêtés en ce qui concerne

(1) Ibid.

(2) Séance du 21 mars 1892, *J. off.* 22 mars 1892, p. 260.

l'exercice illégal de la médecine. Et pour connaître le sens exact de ces mots : « Faire office de dentiste » qu'on se reporte à la définition donnée par M. Cornil et aux extraits des travaux préparatoires qui précèdent.

240.— En ce qui concerne la pratique des accouchements il conviendra d'adopter le même critérium. Le mot de manœuvre opératoire (inséré dans le projet primitif) s'appliquait en particulier aux accouchements, et il est impossible de poursuivre en justice les personnes matrones ou femmes, plus ou moins expertes qui interviennent dans un accouchement inopiné... (2)

C'est pour cela que nous avons inséré dans le premier paragraphe de l'article 16 : « Toute personne, etc.., sauf les cas d'urgence avérée ». Et à M. Hervé de Saisy qui disait : « Je crois que ces mots : « sauf le cas d'urgence avérée » ne répondent pas aux exigences de certaines situations. On peut appliquer d'une façon tout à fait arbitraire le mot « urgence » en le restreignant à de rares exceptions, tandis qu'en réalité la plupart du temps, surtout dans les campagnes, là où le personnel médical habite au loin ou se trouve dans l'impossibilité d'être prévenu, la force des choses exige que les accouchements aient lieu dans les conditions prévues par la phrase du rapport que j'ai citée (le passage ci-dessus) ; presque tous les cas spontanés, et ce sont à peu près les trois quarts, sont urgents et doivent bénéficier de l'exception formulée par ces mots « sauf le cas d'urgence avérée ; » il répondit : « C'est aux cas dont vous parlez que le mot « urgence » est applicable. »

241. — La loi de 1892 apporte aux règles ci-dessus une série d'exceptions qu'il nous suffira de citer. Les dispositions sur l'exercice illégal ne s'appliquent : 1° ni aux cas d'urgence avérée. Et cette exception ne vise pas seulement la pratique des accouchements comme pourrait le faire croire le texte de l'article 16, 1er alinéa, mais s'étend à l'exercice de la médecine et de l'art dentaire ; les cas d'urgence avérée n'étant ni définis, ni délimités, sont laissés à l'appréciation des tribunaux ; 2° ni aux élèves en médecine qui agissent comme aides d'un docteur ou que celui-ci place auprès de ses malades, ni aux garde-malades, ni aux personnes qui, sans prendre le titre de chirurgien-dentiste, opèrent accidentellement l'extraction des dents.

242. — Aucune exception ne doit être faite d'une manière générale au profit de ceux qui exerceraient la médecine sans diplôme, mais gratuitement. L'absence de salaire n'est pas une excuse : telle était la décision donnée sous l'empire de la loi Ventôse et il faut la maintenir (1). Mais sous l'empire de cette législation le Conseil

(1) M. Cornil, rapport. au Sénat.
(2) Cass. 23 avril 1858, J. P. 1858, p. 1205.

d'Etat avait rendu le 8 vendémiaire de l'an XIV un avis ainsi conçu : « Les curés ou desservants n'ont rien à craindre des poursuites de ceux qui exercent l'art de guérir ou du ministère public chargé du maintien des règlements, pourvu qu'ils ne s'agisse d'aucun accident qui intéresse la santé publique, qu'ils ne signent ni ordonnances, ni consultations et que leurs visites soient gratuites. Ils ne font que ce qu'il est permis à la bienfaisance et à la charité de tous les citoyens, ce que nulle loi ne défend, ce que la morale conseille, ce que l'administration provoque. » Nous pensons que cette décision est abrogée par la loi de 1892 art. 36 aux termes duquel sont abrogés et la loi de ventôse et toutes les dispositions de lois et règlements contraires. Or, cet avis se rattache directement à la loi de l'an XI : il s'expliquait jusqu'à un certain point par cette considération qu'elle incriminait tout acte isolé d'exercice médical, et que dès lors il était utile de faire exception au profit de personnes relativement éclairées : mais aujourd'hui que l'habitude seule est réprimée, cette exception ne se comprend plus. Les curés, desservants et religieuses restent dans le droit commun. D'ailleurs de nombreuses et vives réclamations s'étaient élevées depuis longtemps contre l'envahissement du clergé sur le terrain médical ; à diverses reprises elles ont pris corps dans les travaux préparatoires de la loi de 1892. « De ce que jadis beaucoup de membres du clergé étaient médecins, s'ensuit-il que le prêtre actuel ait reçu le don de guérir ? Et est-il tolérable qu'il le donne à croire ? Au congrès médical de 1845, le professeur Malgaigne dénonçait des curés du département des Vosges appliquant des pessaires et pratiquant des accouchements. Les religieux et religieuses de tout ordre sont les délinquants perpétuels et les récidivistes incorrigibles de l'exercice illégal de la médecine... MM. Tardieu, Lefort, Gavarret, Proust, etc., ont montré ce qu'a de honteux pour notre époque le trafic de remèdes et de recettes exploités par les congrégations sous l'estampille de la charité et de la religion (1). » Et le 1er avril 1892 au Sénat M. le Dr Brouardel ajoutait : « Il y a quelques années des sœurs se sont trompées et ont donné du chlorate de potasse en quantité trop grande : trois enfants sont morts en vingt-quatre heures. Le même fait vient de se reproduire, après la même erreur, aux environs de Niort (2) ». Depuis longtemps les parquets sont d'une condescendance extrême à l'égard de ces délinquants : nous sommes persuadés que M. le garde des sceaux, dans la circulaire qui contiendra ses instructions aux procureurs généraux au sujet de l'application de la loi de 1892, appellera leur attention sur ce point.

(1) M. Chevandier, rapport du 11 juin 1885, p. 54.
(2) *J. off.* 2 avril 1892, p. 355.

243. — Nous venons de commenter le § 1er de l'article 16, il pose les principes généraux. Les deux alinéas qui suivent visent deux cas spéciaux d'exercice illégal. C'est d'abord la sage-femme qui sort des limites fixées pour l'exercice de sa profession par l'article 4, c'est-à-dire qui emploie des instruments ou prescrit des médicaments. Mais remarquons que ce texte est subordonné aux règles posées par le premier alinéa : la sage-femme ne sera dans ce cas punissable que s'il y a de sa part habitude ou direction suivie. On ne peut la traiter plus mal qu'une personne dépourvue de toute instruction médicale : or, nous avons vu qu'un individu qui, sans diplôme, pratique une opération isolée ne peut pas être poursuivi. Que décider au sujet de la sage-femme de deuxième classe qui exerce hors le département pour lequel elle a été reçue ? Nous pensons qu'elle tombera sous le coup du § 3 de notre article 16 dont nous allons aborder l'étude et, par suite, sera passible de la peine édictée par l'article 18, § 3.

244. — Le § 3 est ainsi conçu : « Exerce illégalement la médecine toute personne qui, munie d'un titre régulier, sort des attributions que la loi lui confère, notamment en prêtant son concours aux personnes visées dans les paragraphes précédents à l'effet de les soustraire aux prescriptions de la présente loi. » Ce texte vise expressément les docteurs en médecine assez oublieux de leur dignité pour consentir à assister des individus sans diplôme, somnambules, dentistes ou autres et signer leurs ordonnances : la jurisprudence les poursuivait comme co-auteurs du délit d'exercice illégal (1), elle se trouve désormais consacrée par la loi. Mais en dehors de ces hypothèses on peut en imaginer d'autres, c'est pourquoi la loi en visant expressément un cas s'est servi de cette expression : « notamment ». Ainsi l'hypothèse déjà visée par nous, de la sage-femme de deuxième classe qui exerce hors de son département, ainsi encore celle de l'étudiant muni de seize inscriptions qui, autorisé à exercer la profession médicale dans un département pendant une épidémie ou à titre de remplaçant d'un docteur, sort du mandat limité qui lui a été donné, rentrent dans les termes de notre article 16.

§ 2. — Droit de poursuite. — Compétence.

245. — Le droit de poursuite appartient au procureur de la République, mais son action peut être provoquée par la partie intéressée. De plus les médecins, les chirurgiens-dentistes, les sages-

(1) Cass, 27 déc. 1855, J. P. 53, 2, 47 ; Trib. Seine, 22 mars 1843, Gaz. Trib. mars 1843 ; Cass. 17. Déc. 1859,. J. P 60. 914 ; Lyon, 7 mai 1860. J. P. 61. 370.

femmes, les associations de médecins régulièrement constituées, c'est-à-dire jouissant de la personnalité morale, et les syndicats visés dans l'article 13 de notre loi peuvent en saisir les tribunaux par voie de citation directe donnée dans les termes de l'article 182 du Code d'Instruction criminelle, sans préjudice de la faculté de se porter, s'il y a lieu, partie civile, dans toute poursuite de ces délits intentée par le ministère public.

246. — Déjà sous l'empire de la loi de ventôse on reconnaissait aux parties lésées par le délit le droit d'en demander elles-mêmes réparation devant les tribunaux correctionnels : ce n'était, d'ailleurs que l'application du droit commun. Aussi a-t-il été jugé que les médecins d'une ville ont qualité pour réclamer collectivement, comme parties civiles, des dommages-intérêts contre l'auteur d'un fait d'exercice illégal de la médecine, si ce fait leur cause un préjudice matériel ou moral (1). Cette jurisprudence est définitivement consacrée par la loi de 1892. Mais comme l'intérêt est la mesure des actions, les différentes personnes indiquées dans l'article 17 comme ayant le droit de poursuite ne pourront l'exercer que si elles peuvent justifier de l'existence d'un préjudice matériel ou moral à elles causé par le délit ; si l'exercice illégal de la médecine dont elles se plaignent, s'était accompli dans de telles conditions qu'il n'en pût résulter pour elles aucune espèce de dommage, leur intervention devrait être repoussée. Il a été jugé dans ce sens, que si, parmi les médecins d'une ville intervenant en nombre limité, il n'en est aucun qui puisse articuler un préjudice causé à ses intérêts privés, l'intervention dans ce cas ne peut être admise (2). Mais peu importe que chacun des intervenants ne puisse exactement préciser la quotité du préjudice matériel qui lui a été causé, alors qu'il est certain que ce préjudice existe, et que, d'ailleurs, il suffit aux parties civiles d'invoquer le préjudice moral que leur cause cette concurrence illicite (3). La constitution des syndicats médicaux assurera l'efficace repression des délits d'exercice illégal, car une association hésitera moins qu'un particulier à les dénoncer. Ils devront s'inspirer de cette idée qu'une de leurs principales attributions consiste à provoquer une poursuite plus énergique d'un délit qui porte une si grave atteinte à la santé publique.

247. — La juridiction compétente est le tribunal de police correctionnel. Ce sera, suivant les dispositions des articles 23, 63 et 69

(1) Cass. 31 mars 1859, J. P. 1111 ; Grenoble 26 mai 1859, J. P. ibid ; Lyon 7 mai 1860, J. P. 61. 370 ; Cass. 18 août 1860, J. P. 61. 370 ; Amiens, 16 janvier 1863, D. 63.5.30.

(2) Grenoble 26 mai 1859, arrêt précité.

(3) Lyon 22 juin 1860, Rec. arr. Lyon, 1860 p. 360.

du Code d'Instruction criminelle, celui du lieu du délit, du lieu de la résidence du prévenu ou du lieu où le prévenu pourra être trouvé, ce qu'on nomme le lieu de la capture.

§ 3. — **Pénalités. — Récidive.**

248. — Les articles 18, 19 et 20 de notre loi distinguent quant à la peine trois délits différents : exercice illégal de la médecine, exercice illégal de l'art dentaire, exercice illégal de l'art des accouchements. Puis ils font pour chacun d'eux une sous-distinction suivant qu'il a été commis avec ou sans usurpation de titre. Enfin ils établissent encore pour chacun d'eux quelle aggravation de peine sera encourue en cas de récidive. En résumant ces dispositions et en les coordonnant on peut composer les tableaux ci-dessous :

I. — Exercice illégal de la médecine : 100 à 500 francs d'amende.

Récidive. { 500 à 1,000 fr. d'amende ; emprisonnement de six jours à six mois, ou l'une de ces deux peines seulement.

Avec usurpation du titre de docteur ou d'officier de santé, 1,000 à 2,000 fr. d'amende.

Récidive : 2,000 à 3,000 fr. d'amende ; emprisonnement de six mois à un an, ou l'une de ces deux peines seulement.

II. — Exercice illégal de l'art dentaire : 50 à 100 fr. d'amende.

Récidive : 100 à 500 fr. d'amende.

Avec usurpation du titre de dentiste (1) : 100 à 500 fr. d'amende.

Récidive. { 500 à 1000 fr. d'amende ; emprisonnement de six jours à un mois ou l'une de ces deux peines seulement.

III. — Exercice illégal de l'art des accouchements : 50 à 100 fr. d'amende.

Récidive. { 100 à 500 fr. d'amende ; emprisonnement de six jours à un mois, ou l'une de ces deux peines seulement.

Avec usurpation du titre de sage-femme : 100 à 500 fr. d'amende.

Récidive. { 500 à 1,000 fr. d'amende, emprisonnement de un mois à deux mois ou l'une de ces deux peines seulement.

249. — L'article 20 ajoute que celui-là est considéré comme ayant usurpé le titre français de docteur en médecine qui, se livrant à l'exercice de la médecine, fait précéder ou suivre son nom du titre de docteur en médecine sans en indiquer l'origine étrangère. Il sera puni d'une amende de 100 à 200 francs. Ce texte contient au moins un vice de rédaction. Voici l'hypothèse qu'il prévoit. Un individu est docteur en médecine d'une université étrangère : il exerce la médecine en France en s'intitulant docteur en méde-

(1) S'il y avait usurpation du titre de docteur ou d'officier de santé on rentrerait dans le cas du tableau I.

cine sans faire connaître l'origine de son titre : or notre article dit qu'il est considéré comme ayant usurpé le titre de docteur en médecine ; dès lors, étant donne la disposition de l'article 5 de la loi, aux termes duquel les médecins diplômés à l'étranger ne peuvent exercer leur profession en France qu'à la condition d'y avoir obtenu le diplôme de docteur, ce qui n'est pas notre cas, cet individu commet le délit d'exercice illégal de la médecine avec usurpation du titre de docteur et devrait, dès lors être passible d'une amende de 1,000 à 2,000 francs et en cas de récidive d'un emprisonnement de six mois à un an. Dans de telles conditions, cette partie de l'article 20 : « Il sera puni d'une amende de 100 à 200 francs » ne se comprend pas : sa suppression pure et simple rétablirait l'harmonie entre les diverses dispositions de notre loi sur l'exercice illégal (1). Quoiqu'il en soit, ce texte devra être appliqué tel qu'il a été voté : tout docteur de n'importe quelle faculté étrangère pourra venir en France exercer la médecine en se parant du titre de docteur, le tout pour 200 francs d'amende, car notre texte ne prévoit même pas le cas de récidive.

250. — La loi ne prévoit que l'usurpation de titre accompagnée de l'exercice de la profession ; si l'usurpation était commise indépendamment de toute pratique médicale, nous pensons que non seulement la loi de 1892 serait inapplicable, mais encore qu'aucun autre texte ne pourrait être invoqué. Il faudra admettre la même solution pour le cas où un officier de santé usurpera le titre de docteur : il n'est passible d'aucune peine, car de sa part, l'exercice de la médecine qui accompagne l'usurpation de titre n'est pas illégal et dès lors celle-ci échappe à l'application de l'article 19 de notre loi. Cette lacune existait déjà dans la loi de ventôse : le législateur de 1892 aurait dû la combler. Mais si une peine est inapplicable, nous pensons que les docteurs en médecine établis dans le lieu où l'officier de santé commet cette usurpation pourraient lui intenter utilement une action en dommages-intérêts devant les tribunaux civils (2).

251. — L'article 24 de notre loi dispose qu'il n'y a récidive qu'autant que l'agent du délit relevé a été dans les cinq ans qui précèdent ce délit, condamné pour une infraction de qualification identique. Ce texte est facile à comprendre, si l'on remarque qu'il est précédé des articles qui prévoient des infractions spéciales, non enregistre-

---

(1) Ce membre de phrase n'existait pas dans la rédaction primitive : il a été ajouté entre deux délibérations du Sénat et figure pour la première fois dans le texte qui lui a été proposé à la séance du 5 avril 1892. A la séance du 21 mars 1892 notre article avait été voté sans cette addition. D'où vient-elle ? Qui l'a faite ? Il est impossible de le savoir.

(2) Dubrac, Annales d'hygiène et de médecine légale, 1882.

ment de diplômes, défaut de déclaration des maladies épidémiques, tous faits qui ne constituent pas l'exercice illégal de la médecine. Il a donc cette portée que ces infractions spéciales ne pourront jamais entrer en ligne de compte pour constituer la récidive en matière d'exercice illégal et entraîner l'aggravation de la peine.

252. — L'article 463 du code pénal relatif aux circonstances atténuantes est applicable aux diverses infractions prévues par la présente loi. Il en résulte que les peines d'emprisonnement et d'amende prononcées par elle pourront être abaissées jusqu'au dernier niveau de la punition de simple police la plus légère.

§ 4. — De la suspension et de l'interdiction de l'exercice de la médecine.

253. — Depuis longtemps déjà, on demandait à ce que la profession médicale pût se débarrasser de ses membres indignes. Pour atteindre ce but, les uns préconisaient la création de conseils de l'ordre des médecins organisés comme les conseils de l'ordre des avocats avec juridiction disciplinaire (1), les autres réclamaient l'intervention du pouvoir judiciaire de droit commun. Mais la grande majorité de ceux que préoccupait cette question de dignité professionnelle étaient d'accord pour penser que si le médecin doit offrir à la société des garanties de savoir, il doit encore lui présenter des gages de moralité en rapport avec l'importance de son rôle. Le jour où il a failli à l'honneur d'une façon si grave que la justice a dû le frapper de peines afflictives et infamantes, n'a-t-il pas perdu le droit d'exercer la profession dont il a mesusé peut-être? Le corps médical lui-même n'a-t-il pas le droit de réclamer l'élimination d'un membre indigne (2)?

254. — Malgré ces considérations si puissantes, la question de l'incapacité temporaire ou absolue, infligée à titre disciplinaire et comme peine accessoire de certaines condamnations de droit commun, souleva tout d'abord des difficultés, puis une assez vive opposition parmi les membres des diverses commissions par lesquelles passèrent successivement les projets de réforme de la législation de Ventôse. « Cette question, dit M. Chevandier, dans son rapport du 27 octobre 1890(3), a trouvé peu de crédit dans la commission. Les informations qu'elle a prises l'ont confirmée dans ce sentiment de réserve. Sans doute le médecin frappé d'une peine infamante, a perdu toute considération, mais condamner les indignes à faire de la médecine oc-

(1) Dr Lefort, étude sur l'organisation de la médecine en France et à l'étranger.

(2) Rapport de M. Chevandier, 11 juin 1885, p. 61.

(3) p. 63.

culte n'est-ce point plus dangereux que de les considérer comme ayant payé leur dette par le châtiment et recupéré le droit d'exercer leur profession ? »

255. — Mais à la Chambre des députés (1) M. Brouardel commissaire du gouvernement demanda le rétablissement de l'article du projet qui tranchait la controverse contrairement à l'opinion de la commission : « Voici, dit-il, la situation que je désire signaler à la Chambre. Il est arrivé parfois que des médecins ont commis un crime dans l'exercice de leur profession : avortement, viol, etc. Nous ne pouvons pas admettre qu'un individu qui a ainsi manifesté son indignité, alors même qu'il l'aurait expiée par trois, quatre ou cinq ans de prison, vienne par exemple après avoir été condamné pour avortement afficher sur sa porte : « X... soigne les femmes enceintes ». Il y a là une question de moralité. Le gouvernement estime que quand un homme a ainsi gravement trahi la confiance d'une famille, il est indigne d'être protégé ». La commission se rallia à l'avis de M. Brouardel et l'article 25 qui vise les crimes professionnels fut rétabli.

256. — D'après ce texte, la suspension temporaire ou l'incapacité absolue de l'exercice de leur profession peuvent être prononcées par les cours et tribunaux accessoirement à la peine principale contre tout médecin, officier de santé, dentiste ou sage-femme, qui est condamné : 1° à une peine afflictive et infamante de droit commun, c'est-à-dire les travaux forcés à temps, et la réclusion ; 2° à une peine correctionnelle prononcée pour crime de faux, pour vol et escroquerie, pour crimes ou délits prévus par les articles 316, 317, 331, 332, 334 et 335 du code pénal, lesquels visent la castration, l'avortement, l'attentat à la pudeur, le viol et l'excitation habituelle des mineurs à la débauche ; 3° à une peine correctionnelle prononcée par une cour d'assises pour les faits qualifiés crimes par la loi. Notre article ajoute qu'en cas de condamnation prononcée à l'étranger pour un des crimes et délits ci-dessus spécifiés, le coupable pourra également à la requête du ministère public être frappé, par les tribunaux français, de suspension temporaire ou d'incapacité absolue de l'exercice de sa profession. Dans ce dernier cas, le tribunal compétent sera celui du domicile ou de la résidence en France du condamné. La peine que le tribunal prononcera, bien que prononcée isolément, n'en conservera pas moins son caractère de peine accessoire.

257. — En tous cas, les tribunaux ont un pouvoir facultatif : ils peuvent, suivant les circonstances de la cause, prononcer ou ne pas prononcer les peines édictées par l'article 25 : mais pour qu'elles soient encourues il faut qu'elles soient infligées par une disposition

(1) Séance du 19 mars 1891, J. Off. du 20 mars p. 682.

expresse du jugement ou de l'arrêt qui prononce la peine principale: elles ne pourraient pas l'être par un jugement postérieur, sauf le cas de condamnation prononcée à l'étranger. De même les tribunaux ont le droit absolu de fixer la durée de la suspension temporaire : rien dans la loi ne le limite.

258. — L'exercice de leur profession par les personnes contre lesquelles a été prononcée la suspension temporaire ou l'incapacité absolue tombe sous le coup des articles 17, 18, 19 et 20 de notre loi. L'article 26 qui contient cette disposition, ajoute à tort à cette énumération l'article 21 qui est étranger à la matière qui nous occupe.

259. — L'article 25 renferme en outre une disposition nouvelle relative à l'exclusion des établissements d'enseignement médical, des aspirants ou aspirantes au titre de docteur, de dentiste et de sage-femme condamnés à l'une des peines énumérées dans ses paragraphes 1, 2 et 3. Elle a été introduite dans le texte sur la demande expresse du directeur de l'enseignement supérieur. On se trouvait en effet tout à fait désarmé en face d'aspirants au doctorat ou au diplôme de sage-femme qui ont commis des crimes ou délits infamants. On a cité l'exemple d'un officier de santé, condamné pour vol et escroquerie, qui obtint ensuite le diplôme de bachelier et passa ses examens et la thèse de doctorat sans qu'on pût lui refuser son diplôme; celui d'une élève sage-femme qui avait été condamnée à trois ans de prison pour avortement et infanticide etc. (1). L'exclusion sera prononcée, suivant les conditions prévues par la loi du 27 février 1880; c'est-à-dire par le conseil académique, sauf recours au conseil supérieur de l'Instruction publique. Les termes de notre article « *peuvent être exclus* » laissent à l'autorité académique toute latitude pour exclure ou ne pas exclure et pour prononcer une exclusion temporaire ou définitive.

260. — En aucun cas les crimes et délits politiques ne peuvent entraîner l'exclusion des étudiants, pas plus que la suspension temporaire ou l'incapacité absolue de l'exercice des professions de médecin, dentiste ou sage-femme.

CHAPITRE SEPTIÈME

DISPOSITIONS TRANSITOIRES

SOMMAIRE : *Médecins étrangers. — Officiers de santé. — Dentistes. — Sages-femmes. — Époque à laquelle la loi sera exécutoire. — (Articles 28 à 36 de la loi).*

§ 1er. — Médecins étrangers

261. — Les médecins et sages-femmes venus de l'étranger,

(1) Rapport de M. Cornil au Sénat, p. 105.

autorisés à exercer leur profession avant l'application de la loi de 1892, continueront à jouir de cette autorisation dans les conditions où elle leur a été donnée. De ce texte il résulte que les médecins étrangers qu'il vise sont comme par le passé, soumis à l'éventualité du retrait de l'autorisation, au gré de l'admistration et sans recours possible. Il s'induit aussi de ses termes que le gouvernement peut continuer jusqu'au 1er décembre 1893, époque à laquelle la loi deviendra applicable, à donner des autorisations administratives dans les termes de la législation de l'an XI.

§ 2. — Officiers de santé

262. — Les élèves qui, au moment de l'application de la loi, c'est-à-dire antérieurement au 30 novembre 1893, auront pris leur première inscription pour l'officiat de santé pourront continuer leurs études médicales et obtenir le diplôme d'officier de santé. D'autre part, les officiers de santé actuellement pourvus de leur diplôme, auront le droit d'exercer la médecine et l'art dentaire.

263. — Les officiers de santé de ces deux catégories auront le droit d'exercer sur tout le territoire de la République. De plus, comme ils sont soumis par l'article 29 à toutes les obligations imposées aux docteurs en médecine, il faut en conclure qu'ils en auront tous les droits et notamment celui de pratiquer même les grandes opérations chirurgicales reservées jusqu'ici aux seuls docteurs en médecine : « En rejetant la disposition par laquelle la chambre maintenait les officiers de santé sous la surveillance d'un docteur en médecine, quand il s'agissait de pratiquer une grande opération chirurgale ou obstétricale, le Sénat a rendu à ces médecins tout le libre exercice de leur profession » (1).

Ainsi disparaîtra, à partir du 30 novembre 1893, la double différence que la loi de l'an XI avait établie entre les docteurs et les officiers de santé. Jusque-là elle subsistera; mais dans de telles conditions, quel est le procureur de la République qui consentirait, d'ici à cette date, à poursuivre l'officier de santé qui userait de la liberté qu'il aura dans quelques mois. Nous avons vu que depuis plusieurs années déjà le niveau scientifique professionnel était égal entre les deux classes de médecins : c'est ce qui explique notre disposition sans la légitimer complètement, car n'existe-t-il pas encore aujourd'hui un grand nombre d'officiers de santé reçus il y a 25 ou 30 ans, c'est-à-dire à une époque où les études étaient loin d'être aussi complètes?

(1) Rapport de M. Chevandier 11 juin 1892, p. 20. V. aussi rapport de M. Cornil au Sénat p. 37 et 38.

264. — Un réglement d'administration publique déterminera les conditions dans lesquelles un officier de santé pourra obtenir le grade de docteur en médecine. Au sénat M. X. Blanc s'est enquis des conditions dans lesquelles un officier de santé, actuellement en exercice, pourrait devenir docteur ; il s'est enquis surtout de savoir si, dans le règlement d'administration publique qui doit fixer les conditions permettant aux officiers de santé de devenir docteurs, on introduirait une clause exigeant le baccalauréat. M. Brouardel, commissaire du gouvernement, a répondu de la façon suivante : « L'honorable M. Xavier Blanc peut être pleinement rassuré. J'ignore quel sera le projet de règlement qui sera soumis au Conseil supérieur ; je sais encore moins quelle sera la décision de ce Conseil. Mais il y a une assurance que je puis donner dès maintenant ; c'est que le règlement n'exigera pas des officiers de santé qui voudront devenir docteurs la production du diplôme de bachelier. Il peut y avoir de cela deux garanties. La première, ce sont les règlements actuels. A l'heure présente, en vertu du décret de 1878, nous pouvons, par mesure individuelle et après examen des espèces, accorder aux officiers de santé qui ne sont pas bacheliers, la possibilité de devenir docteurs en médecine en passant quelques examens. La deuxième — qui est plus sérieuse encore — c'est l'esprit même de la loi que vous votez en ce moment. Cette loi supprime les officiers de santé, mais votre intention, comme celle de la Chambre des députés, est de donner à ces officiers de santé de larges facilités pour devenir docteurs en médecine. Je suis convaincu que le conseil supérieur entrera comme le gouvernement dans les intentions du Parlement. » En ce qui concerne la conversion des inscriptions d'officiat en inscriptions de doctorat, le décret du 20 juin 1878 ne l'autorise que si l'impétrant est possesseur des deux diplômes de baccalauréat ès-lettres et ès-sciences. Or, à la Chambre des députés, sur une question de M. de Montéty, M. Brouardel a annoncé que le comité consultatif de l'enseignement supérieur venait de décider, à l'unanimité, que la conversion des inscriptions se ferait de droit, aussitôt après la promulgation de la loi et que les diplômes de baccalauréat cesseraient d'être exigés (1).

§ 3. — Dentistes et sages-femmes

265. — Le droit de continuer l'exercice de leur profession est maintenu d'une manière générale aux sages-femmes de 1re et de 2e classe reçues conformément aux lois, décrets et arrêtés antérieurs.

(1) Chambre des députés, séance du 13 juillet 1892, *J. Off.* du 14 p. 1243.

266. — Le droit d'exercer l'art dentaire n'est au contraire maintenu qu'aux dentistes justifiant qu'ils sont inscrits au rôle des patentes au 1er janvier 1892. Et encore ces dentistes ainsi maintenus en exercice n'auront le droit, à la différence de ceux qui auront obtenu le diplôme de chirurgien-dentiste créé par notre loi, de pratiquer l'anesthésie qu'avec l'assistance d'un docteur ou d'un officier de santé. Comme la loi ne distingue pas, la prohibition s'applique aussi bien à l'anesthésie locale, par injections de cocaïne par exemple, qu'à l'anesthésie générale. Les travaux préparatoires ne laissent aucun doute sur ce point. Le projet primitif restreignait cette interdiction à l'anesthésie générale. M. le commissaire du gouvernement demanda la suppression de ce dernier mot et comme un député, M. Félix Martin l'interrompait disant : « C'est excessif de leur défendre même l'anesthésie locale » il reprit : « Voici pourquoi je ne crois pas que c'est excessif. Il y a eu à ma connaissance huit morts en France à la suite d'injections de cocaïne dans les gencives. Wœffler, en Allemagne, a publié, il y a six mois, trente-cinq cas de mort par injections de cocaïne soit dans les gencives, soit dans la conjonctive de l'œil. Il semble que la cocaïne est d'autant plus dangereuse qu'elle est injectée du côté capital, vers la tête. J'estime que les personnes qui ne connaissent pas la manipulation des poisons, qui n'ont pas une éducation spéciale, ne doivent pas plus pratiquer cette anesthésie locale que l'anesthésie générale » (1).

§ 4. — Époque à laquelle la loi sera exécutoire

267. — Aux termes de l'article 24, auquel nous avons dû nous référer à diverses reprises au cours de ce travail, la loi du 30 novembre 1892 ne sera exécutoire qu'un an après sa promulgation, c'est-à-dire le 1er décembre 1893. Jusque-là la législation de l'an XI et les textes postérieurs qui l'ont modifié conservent tout leur empire.

C'est ce qu'a décidé le tribunal correctionnel de la Seine par un jugement du 26 janvier 1893 qu'il est utile de reproduire ici, car il contient deux décisions importantes sur l'interprétation de la loi nouvelle. (V. *Lois Nouv*. 93. 2. 51). Il est ainsi conçu :

« Attendu qu'il résulte de l'information et des débats que Jacob, sans être docteur en médecine ni officier de santé, reçoit, chaque jour, 23, avenue de Mac-Mahon, une cinquantaine de malades qui viennent lui demander de les guérir, persuadés qu'ils sont que cet ancien zouave possède dans le regard un fluide magnétique capable de soulager presque tous les maux ; qu'il se borne à pratiquer, en s'entourant d'une certaine mise en scène, des passes magnétiques, imposition des mains, légers attouchements sur le malade placé

(1) Sénat, séance du 22 mars 1892, *J. Off.* du 23 mars p. 270.

devant lui sous son regard; qu'il n'ordonne ni médicaments ni traitements et se contente de recommander, après avoir assuré de la guérison, de s'abstenir de boissons gazeuses, d'éviter de manger de la viande et de ne jamais avoir recours aux médecins et aux pharmaciens; — Attendu que la disposition de l'art. 35 de la loi du 19 ventôse an XI est générale et absolue ; que cette loi ne subordonne pas l'existence de l'infraction qu'elle prévoit à telles ou telles conditions particulières, à telle ou telle prescription ou administration de médicaments, mais qu'elle frappe, abstraction faite de tout remède, de tout traitement pratiqué, tout exercice de l'art de guérir sans diplôme de médecin ou d'officier de santé (arrêt de la Cour de Cassation du 18 juillet 1884); qu'en conséquence, le fait, de la part de Jacob, d'avoir hautement émis la prétention de guérir les maladies au moyen d'un fluide qui lui serait propre et traiter des malades par ce prétendu fluide qu'il est censé transmettre à l'aide du regard et de l'imposition des mains sans ordonner ni médicaments ni traitement, tombe indubitablement sous le coup de la loi pénale ;

« Attendu que c'est interpréter d'une façon erronée la pensée du législateur que de prétendre que la nouvelle loi sur l'exercice de la médecine, promulguée le 30 novembre 1892, mais seulement exécutoire un an après sa promulgation, ainsi qu'en dispose son art. 34, ne punit pas les pratiques magnétiques, les seules qui puissent être reprochées au prévenu ; qu'en effet, il appert des travaux préparatoires de cette loi que, si le législateur n'a pas voulu réserver exclusivement aux médecins les expériences de magnétisme et d'hypnotisme, c'est à la condition que les profanes resteraient dans le domaine des expériences purement scientifiques et n'entreraient pas dans celui de la médecine proprement dite, c'est-à-dire ne se serviraient pas du magnétisme et de l'hypnotisme pour exercer la profession de guérir ; que cette pensée se manifeste nettement dans le rapport du docteur Chevandier à la Chambre des députés, rapport dans lequel, après avoir fait la critique « de l'exiguïté des peines de la loi de l'an XI, qui a eu pour effet d'encourager les charlatans, les rebouteux et quiconque prétend tenir d'un don spécial les secrets de guérir », le rapporteur ajoute : « Nous croyons que le moment n'est pas venu d'enlever ces expériences (hypnotisme) aux profanes, et de les confier exclusivement aux médecins ; » que le rejet par le parlement de l'art. 12 du contre-projet de loi présenté par le docteur David, qui avait pour but d'atteindre tout particulièrement les hypnotiseurs, ne peut intéresser ces derniers que comme savants à la recherche de phénomènes magnétiques nouveaux et jamais comme guérisseurs ; que, d'ailleurs, c'est volontairement que la loi nouvelle ne définit pas les faits qui constituent l'exercice illégal de la médecine, de la chirurgie, de l'art dentaire et de la pratique des accouchements, parce qu'on ne peut indiquer dans un article de loi (rapport du docteur Cornil au Sénat) tous les détails, toutes les formes sous lesquelles se présente l'exercice illégal et qu'il est préférable de laisser à ce sujet la plus large appréciation aux tribunaux ; que, dans ces conditions, rien ne s'oppose à ce que la jurisprudence, fixée par l'arrêt du 18 juillet 1884, soit maintenue même après le 30 novembre 1893, le principe établi étant absolument compatible avec la loi nouvelle derrière laquelle Jacob voudrait dès aujourd'hui s'abriter ; qu'enfin le juge ne saurait, à l'heure présente, faire état de la loi du 30 novembre 1892 et s'arrêter à la règle de droit criminel qui veut que, de deux législations, l'une antérieure, l'autre postérieure au délit, ce soit la plus douce qui soit appliquée, parce que le délai de l'art. 34 de ladite loi ne permet pas de la considérer comme existante, la promulgation qui en a été faite n'ayant pu, en droit, avoir d'autre objet que celui de faire courir le délai d'un an nécessaire à sa mise en vigueur ; Par ces motifs. — Faisant au prévenu l'application de l'art. 466. C. pén. et de l'art. 35 de la loi du 19 ventôse an XI, le condamne à 15 francs d'amende. »

CHAPITRE HUITIÈME.

COMPLÉMENT DE LA LOI DU 30 NOVEMBRE 1892. — DE QUELQUES LOIS DE FINANCES ET DE POLICE RELATIVES A LA PROFESSION MÉDICALE.

SOMMAIRE : *De la patente. — Police des salles et amphithéâtres de dissections. — Publicité des opérations chirurgicales. — Prescription des substances vénéneuses.*

268. — Nous avons terminé l'étude de la loi du 30 novembre 1892 sur l'organisation et la règlementation de la profession médicale : comme complément à cet important document législatif, nous ajouterons quelques explications sur divers textes qui, par leur objet, rentrent dans le cadre de cette étude.

§ 1er. — De la patente.

269. — La patente est un impôt qui a pour but de faire contribuer aux charges publiques les industries de toute nature, commerciales ou non, en prélevant une proportion déterminée par la loi sur les revenus et produits présumés de cette industrie (1). La loi du 1er brumaire an VII assujettissait les médecins et les chirurgiens à l'obligation de payer la patente. La loi du 25 avril 1844 les en avait affranchis, mais elle fut rétablie par la loi du 18 mai 1850,

(1) Dalloz, Rép. alph. v° patente.

tableau G additionnel au tableau D de la loi du 25 avril 1844 : ce tableau vise les docteurs en médecine ou en chirurgie, les officiers de santé et les chirurgiens dentistes. Les sages-femmes restent exemptées de la patente. Le droit fixé par la loi de 1850 n'est qu'un droit proportionnel, il est égal au 15e de la valeur locative.

270. — Il faut observer que c'est l'exercice de la profession médicale qui est atteinte et non le titre de docteur ou d'officier de santé. Donc le médecin qui n'exerce pas n'est pas patentable. Ainsi encore un médecin a droit à la décharge de la patente à laquelle il a été imposé au rôle d'un exercice, lorsqu'il justifie que, depuis le commencement de cet exercice, il s'est abstenu de pratiquer son art (1). On a pareillement décidé que des soins accidentels donnés à quelques malades par un médecin qui, en réalité, n'exerce plus son art, ne suffiraient pas pour qu'il pût être rétabli au rôle des patentables (2).

Mais le médecin qui exerce et réside successivement dans deux localités différentes dans le cours du même exercice, doit être soumis au droit proportionnel dans chacune de ces localités. Ainsi le médecin-inspecteur d'un établissement d'eaux thermales qui, bien que résidant pendant la saison des eaux dans la commune où est situé cet établissement, a sa résidence habituelle et principale dans une autre commune, doit être soumis au droit proportionnel de patente non seulement dans la première commune, mais aussi dans la seconde (3). De même le directeur d'un asile public d'aliénés doit être imposé s'il pratique son art en dehors de l'établissement (4). Est également assujetti à la patente le médecin major qui, en dehors de son service, a une clientèle civile et tient un cabinet de consultations (5).

271. — La loi de 1850, en établissant la patente pour certaines professions libérales, a paru sujette à critique, et dans son principe et dans la détermination qu'elle fait de l'assiette de l'impôt, la valeur locative. On a quelquefois proposé de substituer à la patente un droit fiscal qui frapperait chaque ordonnance délivrée et qui serait perçu au moyen d'un timbre mobile analogue aux timbres de quittance. La base de ce droit fiscal serait peut-être plus juste, mais les inconvénients qu'il présenterait et les vexations mêmes qui en seraient la conséquence le rendent inacceptable. La seule réforme à demander, c'est l'abrogation pure et simple de la loi de 1850 et le retour à la législation du 25 avril 1844

(1) Conseil d'État, 27 déc. 1854, D. 55, 3. 65.
(2) Conseil d'État, 28 juin 1859, D. 60. 330.
(3) Conseil d'État, 27 décembre 1854, précité.
(4) Conseil d'État, 12 mai 1892, Lebon, p. 459.
(5) Conseil d'État, 11 juillet 1871, S. 72, 2. 320.

272. — Malheureusement cette réforme paraît avoir, à notre époque du moins, peu de chances d'aboutir. En effet la loi du 28 avril 1893. Etat R., Tableau D, après avoir décidé que le droit proportionnel est fixé au 15e de la valeur locative de tous les locaux occupés par les chirurgiens, dentistes et médecins, ajoute qu'ils sont passibles du taux du 12e au lieu du 15e pour tous les locaux soumis au droit proportionnel : 1° Lorsque, exerçant leur profession à Paris, ils occupent soit dans cette ville, soit ailleurs des locaux imposables d'une valeur locative de plus de 4000 francs ; 2° Lorsque, exerçant leur profession dans une autre ville de plus de 100,000 âmes, ils occupent soit dans cette ville soit ailleurs, des locaux imposables d'une valeur locative totale de plus de 2000 francs. Cette aggravation d'un impôt déjà fort lourd, ne fut point votée sans que d'énergiques protestations se fissent entendre : « Le loyer du médecin, a dit M. Bardou au Sénat, (1) augmente le plus souvent en raison directe du nombre de ses enfants et non en raison directe de sa clientèle ». Et M. Durand-Fardel, dans son rapport à l'association générale des médecins de France, reprenant la même idée, disait : « Il est souverainement injuste qu'à mesure que l'augmentation de la famille d'un médecin vient accroître ses charges personnelles, viennent s'accroître ses charges fiscales ». Mais toutes ces raisons et d'autres encore échouèrent devant les nécessités budgétaires.

§ 2. — Police des salles et amphithéâtres de dissection

273. — Autrefois les dissections anatomiques étaient très rares, car les seuls cadavres dont on pouvait disposer étaient fournis par le bourreau, ce qui, fort heureusement, n'arrivait pas tous les jours. Il en résultait, chose triste à dire, qu'une exécution était une fête pour les écoles. Voici d'après M. Maurice Raynaud (2) comment les choses se passaient. De nombreux arrêts avaient réservé au doyen de la Faculté de médecine le droit de faire enlever les corps des suppliciés : mais le nombre même de ces arrêts ne prouve que l'impuissance où l'on était de les faires exécuter. Lorsqu'une exécution devait avoir lieu, des écoliers en chirurgie, des apprentis barbiers se réunissaient sur la place de Grève, où il ne leur était pas difficile de recruter des gens de la plus infime populace, des bateliers, des crocheteurs armés d'épées et de bâtons. A peine le supplice terminé, on se précipitait sur le cadavre encore chaud, on l'emportait de force dans la boutique de quelque chirurgien, où l'on se barricadait contre la maréchaussée. Si la Faculté, en était instruite,

(1) Séance du 26 avril 1893, J. Off. du 26 avril.
(2) *Les médecins au temps de Molière.*

elle envoyait un bedeau réclamer le cadavre ainsi dérobé. Ce fonctionnaire était invariablement mis à la porte ; alors on plaidait..... J'ai sous les yeux, ajoute M. Raynaud, le procès-verbal d'une scène de ce genre naïvement racontée par un malheureux huissier qui y avait été acteur et victime. Chargé d'opérer la saisie d'un cadavre au collège de Saint-Côme, il y trouva au milieu d'un nombreux auditoire, trois professeurs (en robe et en bonnet!) occupés à faire une démonstration. Il fut accueilli par des huées, séparé de ses gens, roué de coups ; et comme la force publique allait intervenir, les écoliers coupèrent le cadavre en morceaux, plutôt que de laisser tomber le corps entre les mains de la Faculté.

274. — Il semble que le législateur moderne dans quelques-unes de ses dispositions, ait conservé quelques souvenirs de ces scènes féroces ; leur anachronisme ridicule ne peut guère s'expliquer autrement. C'est ainsi que l'arrêté du gouvernement du 3 vendémiaire an VII déclare dans son art. 4 que les enlèvements nocturnes de cadavres inhumés, pour les disséquer, sont formellement prohibés, et l'ordonnance de police du 25 novembre 1834 rappelle la même défense « Il ne pourra être pris aucun cadavre dans les cimetières »

275. — La législation actuelle sur cette matière est contenue dans l'arrêté du 3 vendémiaire an VII, dans les ordonnances du Préfet de police des 15 octobre 1813 et 11 janvier 1815, et dans l'ordonnance de police du 25 novembre 1834. Le principe fondamental posé par l'arrêté du 3 vendémiaire : les salles de dissection et les laboratoires d'anatomie sont placés sous la surveillance et l'autorité du pouvoir municipal qui peut, par arrêté, prendre telle mesure et imposer telle condition qui lui paraît nécessaire à la salubrité publique ou au bon ordre.

276. — Voici les dispositions principales de l'ordonnance de 1834 spéciale à Paris. — Les amphithéâtres particuliers, soit pour professer l'anatomie ou la médecine opératoire, soit pour faire disséquer ou manœuvrer sur le cadavre les opérations chirurgicales, sont interdits. — Il est défendu de disséquer dans les hopitaux ; hospices, maisons de santé, etc. . — Les cadavres provenant des hôpitaux et hospices sont seuls affectés au service des amphithéâtres d'anatomie. Toutefois les familles peuvent réclamer pour les faire enterrer à leurs frais les cadavres de leurs parents. — Les cadavres ne peuvent être enlevés des hôpitaux et hospices que vingt-quatre heures après que le décès aura été régulièrement constaté. — Il est enjoint à ceux qui sont chargés d'enlever les cadavres d'observer la décence convenable. — Les cadavres seront portés aux amphithéâtres dans des voitures couvertes et pendant la nuit seulement. Il est expressément défendu d'emporter hors des amphithéâtres des cadavres ou des portions de cadavres.

§ 3. — Publicité des opérations chirurgicales

277. — Si un médecin est appelé à exercer son art dans un établissement ouvert au public, il doit se conformer aux règlements de police. On a jugé ainsi qu'un médecin ne peut, contrairement à un arrêté municipal qui défend de faire des opérations chirurgicales en public, en faire dans un établissement de bains qu'avant l'heure où il est ouvert aux baigneurs (1).

§ 4. — Prescription des substances vénéneuses

278. — L'article 5 de l'ordonnance royale du 29 octobre 1846 est ainsi conçu : « La vente des substances vénéneuses ne peut être faite pour l'usage de la médecine que par les pharmaciens et sur la prescription d'un médecin, chirurgien, officier de santé ou d'un vétérinaire breveté. Cette prescription doit être signée, datée et énoncer en toutes lettres la dose des dites substances ainsi que le mode d'administration du médicament ».

Le tableau des substances vénéneuses peut être dressé ainsi d'après le décret du 8 juillet 1850, auquel il faut ajouter la décision ministérielle du 9 avril 1852 et le décret du 1er octobre 1864 :

Acide cyanhydrique.
Alcaloïdes végétaux vénéneux et leurs sels.
Arsenic et ses préparations.
Belladone, extrait et teinture.
Cantharides entières, poudre et extrait.
Chloroforme.
Ciguë, extrait et teinture.
Coque du Levant.
Cyanure de Mercure.
Cyanure de potassium.
Digitale, extrait et teinture.
Émétique.
Jusquiame, extrait et teinture.
Nicotiane.
Nitrate de mercure.
Opium et son extrait.
Phosphore et pâte phosphorée.
Seigle ergoté (2).
Stramonium, extrait et teinture.
Sublimé corrosif.

279. — Ce tableau doit être considéré comme limitatif (3). L'ordonnance qui prescrit une de ces substances doit notamment énoncer en toutes lettres la dose du médicament. On a voulu éviter ainsi les erreurs qui peuvent résulter du déplacement, par inadvertance de la virgule dans l'indication en chiffres des fractions du gramme. La sanction de cette obligation consiste au terme de l'art. 1er de loi du 19 juillet 1845 en une amende de 100 francs à 3,000 francs

(1) Cass. 10 septembre 1841, D. Rép. alph v. médecine n° 35.

(2) Nous avons vu que le seigle ergoté pouvait être délivré sur l'ordonnance d'une sage-femme.

(3) Briand et Chaudé, op, cit. t. 2 p. 783; Weill. op.-cit. n° 161; Trib. corr. Lyon, 17 mars 1847, D. 47. 3,69; Trib. Seine. 8 avril 1885, *le Droit*, 28 août 1885.

et un emprisonnement de six jours à deux mois envers le pharmacien qui délivrerait ces substances sans ordonnance ou en vertu d'une ordonnance ne satisfaisant pas aux exigences de la loi. D'après une circulaire du ministre de l'agriculture et du commerce en date du 12 mars 1881, les mêmes peines seraient applicables au médecin qui aurait rédigé une semblable ordonnance. Mais ce qui est incontestable, c'est que le pharmacien aurait non seulement le droit mais le devoir d'en refuser l'exécution.

CHAPITRE IX

DÉCRETS, ARRÊTÉS ET CIRCULAIRES PUBLIÉS EN EXÉCUTION DE LA LOI DU 30 NOVEMBRE 1892.

SOMMAIRE. — *Réorganisation des études médicales — Officiers de santé et aspirants à l'officiat. — Chirurgiens dentistes. — Sages-femmes. — Médecins étrangers. — Déclaration des maladies épidémiques,*

§ 1er De la réorganisation des études médicales. — De l'enseignement de la médecine. — Conditions de scolarité et d'examens pour les aspirants au doctorat.

280. — *Rapport adressé au Président de la République par le Ministre de l'Instruction publique. des Beaux-Arts et des Cultes suivi de décrets portant : 1° Réorganisation des études médicales 2° Institution dans les Facultés des sciences d'un certificat d'études physiques, chimiques et naturelles.*

Monsieur le Président,

J'ai l'honneur de vous soumettre deux décrets délibérés en Conseil supérieur de l'Instruction publique, portant : l'un, réorganisation des études médicales, l'autre, institution dans les Facultés des sciences, d'un certificat d'études physiques, chimiques et naturelles. Je ne saurais mieux faire, pour vous en exposer les motifs, que de placer sous vos yeux les deux rapports présentés au Conseil supérieur ; le premier, par M. Brouardel, doyen de la Faculté de médecine de Paris ; le second, par M. Darboux, doyen de la Faculté des sciences de Paris.

I

Réorganisation des études médicales

(*Rapport de M. Brouardel*)

281. — Le projet que la commission chargée d'étudier la réforme des études médicales soumet à l'approbation du Conseil a pour origine les observations présentées par les Facultés de médecine depuis plus d'un demi-siècle.

Le développement pris dans ces dernières années par les sciences, la nécessité d'initier d'une façon pratique les étudiants aux travaux de laboratoire, enfin la promulgation de la nouvelle loi sur l'exercice de la médecine, ont rendu urgente la solution de problèmes soulevés depuis de si longues années.

Ces diverses questions ont été, en ces derniers temps, soumises à des enquêtes successives, dans lesquelles se trouvent consignées les opinions des Facultés de médecine. Le projet ne fait que les résumer et les coordonner.

Malgré cette longue élaboration, le projet n'a pas été sans provoquer quelque émotion au dehors, surtout dans certaines écoles secondaires de médecine et de pharmacie.

Votre commission pense qu'il a été insuffisamment connu ou mal compris, et que, par suite, quelques explications sont nécessaires pour montrer qu'il ne contient aucune disposition sur laquelle les opinions médicales, appelées à se prononcer de la façon la plus précise, n'aient été à peu près unanimes ; qu'il répond aux nécessités de l'enseignement, enfin qu'il ne supprime ni ne diminue aucun des privilèges dont jouissent actuellement les facultés et les écoles secondaires.

I. *Historique et état actuel* — De tout temps les professeurs de physique, de chimie, d'histoire naturelle se sont plaints que les étudiants en médecine abordaient les études médicales avec une préparation scientifique insuffisante, que, par suite, ces professeurs étaient obligés d'enseigner les éléments des sciences à des élèves qui auraient dû les posséder avant de s'inscrire dans les Facultés.

Ils ont fait remarquer à juste titre que les chaires de chimie, physique et histoire naturelle ont été créées par les facultés de médecine dans le but non pas d'enseigner les sciences générales, mais d'en faire connaître les applications médicales à la physiologie, à la pathologie, à la thérapeutique, à l'hygiène, à la médecine légale, à la clinique. Les professeurs chargés de cet enseignement, placés en présence d'élèves n'ayant que des notions tout à fait insuffisantes sur la physique, la chimie, l'histoire naturelle générales, se sont trouvés dans la nécessité de les compléter et de consacrer la plus grande partie de leur temps, soit dans l'amphithéâtre, soit dans les travaux pratiques, à exposer les questions non médicales avec lesquelles les étudiants auraient dû être familiarisés avant d'entrer dans les facultés. D'autre part, ils ne pouvaient donner à la partie essentielle de leur enseignement celle qui est leur raison d'être à la Faculté, je veux dire aux applications des sciences à la médecine, que des développements très restreints. Ils n'auraient pas été compris par des élèves qui n'avaient pas encore abordé l'étude de l'anatomie, de la physiologie et de la médecine.

Les élèves eux-mêmes, convaincus que la possession du grade de bachelier ès-sciences restreint suffisait à prouver qu'ils connaissaient ces sciences, n'apportaient à leurs études, dans cette première année, qu'une ardeur très mal soutenue. Pour eux, la date réelle de leur entrée à la Faculté de médecine était celle qui leur ouvrait les portes des pavillons de dissection, c'est-à-dire la deuxième année.

Les plaintes étaient unanimes et les résultats du premier examen de doctorat, subi à la fin de la première année, montrent que, malgré le zèle des professeurs, plus du tiers des étudiants en médecine, et quelquefois la moitié échouait à cette épreuve deux ou trois fois, et qu'un grand nombre d'entre eux, découragés, renonçaient définitivement aux études médicales.

Dans le programme actuel des études, lorsque l'étudiant a accompli cette première année de scolarité, il ne trouve plus pendant toute la durée de ses études médicales, un cours ou une conférence destinés à lui montrer les applications des sciences physiques, chimiques ou naturelles à la médecine. Il en résulte que, par suite de l'insuffisance de leur préparation avant d'entrer à la la Faculté de médecine, les étudiants reçoivent incomplètement l'enseignement de la physique, de la chimie et de l'histoire naturelle générales et plus incomplètement encore celui de leurs applications à la médecine.

Ce vice du programme des études médicales a été signalé de tout temps. Je n'en citerai qu'une preuve. Dans la haute commission des études médicales, réunie en 1845 sous la présidence du Ministre de l'Instruction publique, M. de Salvandy, Orfila disait, dans la séance du 23 décembre : « A l'époque où fut faite la loi du 19 ventôse an XI, on ne s'occupait pas des sciences dites accessoires, qui sont devenues d'une si grande importance aujourd'hui, et qui exigent au moins une année d'études », et, appuyé par Dumas, il demandait que la scolarité des études médicales fût portée à cinq ans. De son côté, le doyen de la Faculté de Strasbourg, Coze, demandait que le baccalauréat ès-sciences (alors il n'était pas restreint) fut acquis avant d'entrer à la Faculté de médecine comme sous le régime de 1827 à 1831. On croirait, en lisant ces procès-verbaux, assister aux discussions de l'époque présente.

L'unanimité des réclamations présentées depuis lors par les diverses Facultés a suscité diverses enquêtes ; je m'en tiendrai à celles que l'administration a provoquées en 1890 et 1892.

En 1890, la question était ainsi posée par une circulaire ministérielle : « Création d'une série de la seconde partie du baccalauréat propre aux futurs étudiants en médecine et comprenant la physique, la chimie et l'histoire naturelle, avec des épreuves pratiques. Organisation dans les Facultés des sciences d'une année d'études correspondant à ces matières. Distribution des matières de l'enseignement médical en quatre années ».

En 1892, la circulaire ministérielle du 9 mai posait la question un peu différemment :

« 1° Organisation dans les facultés des sciences, après des études secondaires complètes, y compris la classe de philosophie, d'une année d'études théoriques et pratiques, comprenant la physique, la chimie et l'histoire naturelle, à la place du baccalauréat ès-sciences restreint et de la première année du programme actuel des facultés de médecine.

« 2° Organisation de quatre années d'études médicales, y compris les applications des sciences physiques et natuelles à la médecine ; remaniement des examens de manière à en faire rentrer une partie dans la durée de la scolarité ».

Il y a lieu de remarquer qu'en ce qui concerne l'organisation des études médicales et la préparation scientifique nécessaire à ces études, les questions posées aux Facultés en 1890 et 1892 sont identiques ; la différence ne porte que sur les études secondaires préalables. En 1890, on demandait si elles ne pouvaient pas s'arrêter à la rhétorique. En 1892, on admet qu'elles comprendront nécessairement une année de philosophie.

Ce changement s'explique par deux raisons. D'abord, dans la Section permanente, on a élaboré de nombreux projets dans le but de faire tenir dans une seule année la classe de philosophie et l'année de préparation des sciences physiques et naturelles ; on n'a pu aboutir à un plan véritablement satisfaisant et on a dû y renoncer. Puis les Facultés de médecine, qui avaient soulevé la question de la suppression ou de la transformation de la classe de philosophie, se sont ensuite prononcées à une grande majorité contre toute modification de cette classe.

Analysons maintenant les réponses que les diverses Facultés ont faites aux questions posées en 1890 et 1892.

1° Faculté de médecine de Paris (1890). — Les aspirants à la Faculté de médecine feront une année d'études scientifiques préparatoires à la médecine. Voté à l'unanimité.

2° Cette année d'études préparatoires sera organisée dans les Facultés des sciences. Adopté par 17 voix contre 6.

En 1892, la réponse est encore affirmative sur le mode d'organisation des études médicales et des études scientifiques préparatoires. Seulement, l'assemblée demande qu'un examen soit institué pour l'entrée dans la Faculté et, dans le cas contraire, elle demande que l'enseignement préparatoire soit rattaché aux Facultés et écoles secondaires de médecine, tout en étant distinct et séparé de la scolarité médicale.

Disons de suite que cet examen d'entrée subi à la Faculté de médecine par des élèves qui ne seraient pas étudiants en médecine a dû être écarté comme contraire aux principes mêmes des statuts universitaires.

Faculté de médecine de Bordeaux (1890) — Elle répond affirmativement aux questions posées par la circulaire. Elle demande la suppression du baccalauréat restreint, la création d'une année préparatoire dans les facultés des sciences. En 1892, elle répond affirmativement sur l'organisation des études, demande une année d'études préparatoires et quatre années de scolarité médicale.

Faculté de médecine de Lille. — En 1890, elle répond affirmativement sur tous les points.

En 1892 elle se réfère à ses réponses de 1890.

Faculté de médecine de Lyon — En 1890, elle répond affirmativement sur l'organisation des études. Elle préférerait que l'année préparatoire fût organisée dans les lycées plutôt que dans les facultés des sciences.

En 1892, elle maintient l'ensemble de ses réponses, mais cette fois elle demande que l'année d'études préparatoires se fasse dans les Facultés des sciences et non plus dans les lycées.

Faculté de médecine de Montpellier — En 1890, les réponses sont affirmatives sur l'organisation des études.

« La Faculté admet aussi que les Facultés des sciences soient chargés de l'enseignement de la physique, de la chimie, de l'histoire naturelle. Elle demande que cet enseignement soit fortement organisé, de manière que les élèves arrivent suffisamment préparés pour aborder immédiatement l'étude des sciences médicales proprement dites. »

En 1892, la commission propose à la Faculté de revenir sur cette décision. L'assemblée semble avoir été assez divisée, car elle a voté deux projets parallèles : dans l'un, l'année préparatoire reste à la Faculté de médecine ; dans l'autre, elle doit se faire en dehors de celle-ci. Mais le projet qui m'a été transmis se termine ainsi : « Délibéré et adopté, le 7 juin 1892, avec préférence pour le projet B, celui qui demande que l'année préparatoire soit en dehors de la Faculté de médecine. »

Faculté de Nancy — En 1890, toutes les propositions de circulaire ministérielle sont adoptées à l'unanimité : en 1892, Nancy maintient son adhésion.

Faculté de Toulouse. — En 1890, la Faculté de Toulouse n'existait pas encore ; en 1892, elle est favorable au projet mis à l'enquête.

Malgré leur longueur, votre rapporteur a tenu à vous exposer complètement les résultats de cette laborieuse enquête. Le conseil sera ainsi convaincu que, pour résoudre une question posée presque dans les mêmes termes depuis 1845, on a demandé toutes les opinions et que celles-ci n'ont été émises qu'après des délibérations aussi mûries qu'elles ont été libres.

Ainsi, à l'unanimité, les Facultés demandent l'organisation d'une année de sciences physiques et naturelles préparatoires aux études médicales, et à la très grande majorité elles désirent qu'elle soit organisée dans les Facultés des sciences.

Après discussion, votre commission a pensé que l'une des causes principales de l'échec des tentatives antérieures, c'est que, par des considérations diverses, on avait confondu dans un même enseignement ce qui était d'ordre général et ce qui est d'ordre médical, que cette confusion avait empêché de tirer de ces études le profit qu'on était en droit d'en attendre pour les sciences médicales. Par suite, elle pense qu'il y a lieu de séparer définitivement ces deux parties ; de ne laisser entrer dans les facultés de médecine que des élèves déjà suffisamment instruits dans les sciences physiques et naturelles ; d'organiser dans les Facultés de médecine, l'enseignement de ces sciences dans un but exclusivement médical, convaincue que, maintenu dans les Facultés de médecine et les écoles, l'enseignement préparatoire ressemblerait trop à celui qui jusqu'à ce jour n'a donné que des résultats insuffisants.

II. *Durée de la scolarité. Durée des études.* — Les facultés de médecine en demandant une année préparatoire aux études médicales n'ignorent pas qu'au point de vue de la scolarité, elles paraissent augmenter d'une année la durée des études telle qu'elle existe dans le régime actuel. Mais elles font remarquer :

1° Que de ce que la durée de la scolarité semble prolongée d'une année il n'en est pas de même de la durée réelle des études médicales.

Voici, en effet, ce que nous apprend le dépouillement des dossiers des 663 docteurs reçus à Paris en 1888 et 1889 :

Durée des études médicales des docteurs français reçus en 1887-1888 et 1888-1889 à la Faculté de Paris :

De 4 à 5 ans.	61
De 5 à 6 ans.	113
De 6 à 7 ans.	142
De 7 à 8 ans	91
De 8 à 9 ans.	61
De 9 à 10 ans.	46
De 10 à 11 ans.	51
Plus de 11 ans.	98
Total	663

Il résulte de ce relevé que, sur ces 663 docteurs, plus de la moitié ont mis plus de sept ans à faire leurs études; les uns, parce que, laborieux entre tous, ils ont préparé les concours de l'internat et ont ainsi volontairement et très utilement prolongé leurs études ; les autres, parce que, sans préparer les concours, ils ont utilisé les laboratoires mis à leur disposition, fréquenté les cliniques spéciales ; d'autres enfin, parce que leur scolarité a été interrompue par la maladie, par des échecs, etc. — Pour les meilleurs la durée des études varie de six à huit ans, et souvent même, pour les internes, elle atteint dix années.

On a bien souvent modifié le régime des études médicales, leur durée à peu varié. En 1845, Orfila donnait des chiffres analogues à la commission des études médicales ; les relevés que j'ai faits pour les années 1855, 1865, 1875 sont presque identiques.

2° Les Facultés ont fait remarquer que cette augmentation de la duée de la scolarité n'est qu'apparente.

Dans le régime actuel, après le baccalauréat ès-lettres classique, les aspirants au doctorat doivent prendre le baccalauréat ès-sciences restreint pour la partie mathématique.

La moitié des jeunes gens conquiert ce diplôme dans la même session que le baccalauréat ès-lettres. L'autre moitié ne l'obtient qu'au bout de six mois, d'un an, parfois même de deux ans. Pour cette seconde moitié, l'année passée à faire les études n'augmente en rien la durée des études. D'autre part, le projet abrège notablement la durée totale des études médicales Dans le régime actuel, le troisième examen de doctorat (pathologie interne et externe) ne peut être subi que lorsque la scolarité est terminée, c'est-à-dire trois mois après la prise de la seizième inscription ; d'après le projet, l'élève pourra passer ce même examen après la treizième inscription, c'est-à-dire neuf mois plus tôt que dans l'ancien régime.

En résumant cette discussion, on peut dire que, pour la moitié des élèves, ceux qui obtenaient dans la même session le baccalauréat ès-lettres et le baccalauréat ès-sciences restreint, la durée de la scolarité sera augmentée de trois mois, que, pour l'autre moitié, ceux qui n'obtenaient le baccalauréat ès-sciences qu'au bout de six mois ou un an, elle sera diminuée de neuf mois.

III *Répartition des études et des examens.* — L'étudiant, en entrant à la Faculté de médecine, abordera immédiatement les études anatomiques et les études cliniques.

Pour pouvoir subir un examen de pathologie chirurgicale et médicale dès la treizième inscription, il faut que, pendant les trois premières années, il soit astreint à un stage hospitalier.

Pendant les deux premières années, il disséquera ; au cours du semestre d'été, il fréquentera les laboratoires d'histologie, de physiologie, de physique, de chimie, d'histoire naturelle médicales. Quant à ces dernières sciences, elles seront réparties de telle façon qu'elles suivront l'étudiant pendant toute la durée de ses études, en adaptant le moment de la démonstration propre à ces diverses sciences, aux diverses périodes de l'éducation de l'étudiant. Ainsi, l'optique et l'acoustique seront rapprochées de la physiologie, et l'élève sera interrogé sur ces matières au deuxième examen ; l'électricité médicale, si mal connue des médecins, précisément parce qu'elle n'est pas apprise aux élèves au moment où ils peuvent en étudier les applications aux affections nerveuses, fera partie du quatrième examen (thérapeutique). La chimie des humeurs, de la nutrition, fait médicalement partie du programme de la physiologie ; leurs altérations, de ceux de la pathologie générale ou spéciale : elles seront enseignées pendant la durée des études de troisième année. Les applications de la chimie à la thérapeutique, à la matière médicale, à l'hygiène, à la médecine légale se retrouveront au quatrième examen. La zoologie, la botanique, surtout par le rôle que jouent actuellement en pathologie et en hygiène les parasites animaux et végétaux, seront étudiées pour le troisième et le quatrième examen.

Les laboratoires pratiques affectés actuellement à des chaires serviront aux élèves, de manière à les familiariser avec les objets immédiats de leurs études.

Si quelques personnes ont pu craindre que l'enseignement des sciences ne fût abandonné, elles ont mal compris le projet. Ce n'est pas alors que les savants français ont fait faire par les découvertes chimiques et bactériologiques, un si grand progrès aux sciences médicales, qu'il convenait de faire cet abandon. Mais nous avons pensé que parler des applications médicales des sciences à ceux qui ignorent les éléments de la médecine était une erreur de méthode ; que leur parler de ces applications au moment même où ils étudient la physiologie, la pathologie, la thérapeutique, était fécond pour l'enseignement et, j'ajouterai, indispensable. On diagnostique les maladies aujourd'hui bien souvent par les recherches de laboratoire, soit par les procédés chimiques, soit par les examens bactériologiques. C'est ainsi maintenant que l'on décèle et que l'on confirme le diagnostic de la phtisie, que l'on détermine la nature d'une épidémie qui vient d'éclater.

L'étude des applications des sciences physiques, chimiques et naturelles suivra donc l'étudiant pendant tout le cours de sa carrière. En procédant ainsi, nous avons l'intime conviction que nous restituons aux études scientifiques leur véritable rôle dans l'éducation médicale.

Écoles de médecine de plein exercice et écoles préparatoires réorganisées.— La loi du 30 novembre 1892 dit dans son article 1er : « Les inscriptions précédant les deux premiers examens probatoires pourront être prises, et les deux premiers examens subis dans une école préparatoire réorganisée. »

Le projet qui vous est soumis aurait pu s'en tenir à la lettre de ces dispositions Mais l'administration, la section permanente et votre commission ont pensé qu'il y avait mieux à faire qu'à se tenir ainsi dans les termes stricts du texte législatif ; elles ont pensé qu'il y avait lieu de demander aux écoles préparatoires des services plus grands ; elles estiment que leur passé permet d'espérer qu'elles sont appelées à aider plus efficacement les facultés de médecine dans l'organisation générale de l'enseignement médical.

Si l'on avait conservé l'ancien plan d'études, en transportant la préparation des sciences physiques et naturelles en dehors des facultés et écoles de médecine, les écoles secondaires conservaient leurs élèves deux ans, et les écoles de plein exercice, trois ans.

En même temps disparaissaient les chaires d'enseignements médicaux qui n'avaient plus d'objet dans ces écoles, après la suppression de l'officier de santé.

Nous avons pensé qu'il y avait lieu de laisser les étudiants en médecine trois ans sous la direction des professeurs dans les écoles secondaires réorganisées et quatre ans dans les écoles de plein exercice.

Si on veut bien tenir compte du rôle dévolu aux professeurs des sciences physiques et naturelles dans l'enseignements de la physiologie et de la pathologie, on verra que ces écoles conservent tout leur personnel et leurs élèves pendant le même laps de temps, et que leurs laboratoires seront utilisés au plus grand profit de leurs élèves. Elles ne perdent rien ; elles gagnent l'enseignement de la pathologie et de la médecine opératoire pour le doctorat que ne possédaient pas les écoles secondaires.

Pour assurer l'influence de leurs professeurs, les examens, qui étaient passés devant un jury de professeurs délégués par les facultés, seront subis dorénavant devant un jury composé d'un professeur de Faculté, président, et deux profeseurs de l'école elle-même.

Nous pensons que, dans ces conditions, les écoles de plein exercice et les écoles secondaires réorganisées attireront près d'elles plus d'étudiants que par le passé.

Quelques-unes de ces écoles ont témoigné une vive émotion en apprenant que la première année des études médicales seraient placées en dehors des Facultés et écoles. Elles ont craint que ce transfert ne nuisit à leur recrutement ; les unes parce qu'il n'y avait pas dans la ville même une faculté des sciences ; les autres au contraire parce que « elles avaient le périlleux honneur d'en posséder une ».

L'Aministration a pensé que les villes dans lesquelles il n'y avait pas, en même temps que l'école secondaire, une faculté des sciences, pouvaient redouter à juste titre que les étudiants, obligés de passer une année dans une ville rivale, ne fussent amenés à les déserter. Elle a donc proposé, et votre commission a accepté, que dans les villes où il existe une école de plein exercice ou une école secondaire réorganisée, mais où il n'y a pas de Faculté des sciences, serait organisé l'enseignement scientifique préparatoire aux sciences médicales.

En un mot, les écoles secondaires ont, pendant trois ans, les écoles de plein exercice, pendant quatre ans, tous les privilèges des Facultés de médecine. Nous estimons que cette situation est supérieure à celle qu'elles possédaient, qu'elle est légitime, et nous sommes persuadés que, si les écoles veulent sincèrement prendre part au mouvement scientifique, elles acquerront, comme quelques-unes ont déjà su le faire sous un régime moins favorable, une situation très élevée dans l'éducation de la jeunesse médicale.

Nous pensons avoir démontré que la réforme déjà demandée en 1845 par Orfila peut être et doit être effectuée de ce moment ; les opinions exprimées par les diverses Facultés de médecine dans deux enquêtes successives lui sont favorables.

Le projet n'augmente pas en réalité la durée de la scolarité. L'étude générale des sciences physiques, chimiques et naturelles précède l'entrée de l'étudiant dans la carrière ; les professeurs de ces sciences dans les Facultés de médecine pourront réellement montrer quelles sont leur application à la médecine en distribuant leur enseignement pendant toute la durée des études médicales ; les écoles de plein exercice et les écoles secondaires réorganisées assureront pendant trois et quatre ans cet enseignement dans les mêmes conditions que les Facultés elles-mêmes.

Nous savons que quelques-uns de nos collègues, professeurs de sciences dans les Facultés de médecine sont émus de cette réforme : ils avaient un plein succès dans leur enseignement. Mais je suis persuadé que le plaisir de développer oralement, devant un auditoire nombreux, mais insuffisamment préparé, les éléments de la science ne les illusionne pas au point de leur faire méconnaître ce que la science médicale est en droit d'attendre d'eux.

Au lieu d'un succès apparent très flatteur ils auront la satisfaction plus haute de contribuer vraiment au bien des études et au progrès de la science, d'exercer une influence efficace et féconde en enseignant aux étudiants en médecine ce qui fait partie essentielle de leur éducation médicale, au moment précis où ils peuvent vraiment recevoir cet enseignement. Nous pouvons compter sur leur concours, car ils sont convaincus comme nous que l'avenir appartient aux élèves qui connaîtront le mieux, en sortant des Facultés de médecine les méthodes des sciences physiques et naturelles. En tout cas, alors même que la réforme troublerait les habitudes de quelques-uns de nos collègues, nous croyons avoir établi que l'intérêt de l'élève est de trouver toujours à côté de ceux qui lui enseignent à observer, à analyser les maladies, le maître qui lui apprendra les ressources de la méthode expérimentale, contrôle indispensable de nos procédés cliniques.

Tel est, en résumé, l'ensemble des vues qui ont guidé tous ceux qui, depuis un certain nombre d'années, ont étudié ces projets de réforme.

S'ils ont varié dans l'appréciation de quelques détails ils n'ont pas varié sur le but à atteindre : associer les sciences expérimentales aux études médicales proprement dites, de façon à maintenir notre enseignement médical au rang qu'il ne doit pas perdre.

II

Certificat d'études physiques, chimiques et naturelles

(*Rapport de M. Darboux*).

282. — La commission que vous aviez chargée d'examiner le projet de décret relatif au certificat d'études physiques, chimiques et naturelles a dû attendre, pour commencer ses travaux, les décisions d'une autre commission, celle à laquelle était confié l'examen des projets relatifs aux études médicales. Le président de cette commission nous ayant fait connaître qu'à l'unanimité elle adoptait, avec quelques changements de détail, le projet de décret soumis à son examen, qu'elle proposait de réorganiser les études médicales conformément aux vœux des facultés de médecine et qu'elle réclamait l'organisation préalable, en dehors de ces facultés, d'un enseignement des sciences physiques chimiques et naturelles capable de donner aux futurs médecins les notions de ces sciences, tant théoriques que pratiques, qu'ils doivent nécessairement posséder pour aborder avec fruit les études médicales proprement dites, notre tâche se trouvait nettement définie. Nous avions à nous demander quelle serait la meilleure organisation de cet enseignement, où il fallait le placer pour qu'il pût produire les meilleurs résultats.

L'examen détaillé de cette question nous a conduits à accepter avec des modifications insignifiantes le projet qui nous était renvoyé. Pour entraîner votre conviction, le rapporteur n'aura qu'à mettre sous vos yeux un résumé de la discussion très complète qui a eu lieu dans le sein de la commission.

Nous avons dû nous demander d'abord quelle devait être la nature du nouvel enseignement.

La réponse à cette question nous était indiquée par les termes mêmes dans lesquels elle nous était posée. Dans le projet qui vient de vous être rapporté et que vous avez approuvé, les facultés de médecine se réservent de la manière la plus complète l'étude des applications des sciences physiques et naturelles aux diverses branches de l'art de guérir ; mais elles réclament des étudiants initiés déjà aux éléments de ces sciences.

L'enseignement nouveau doit donc être avant un enseignement général et non pas un enseignement d'application.

Mais comme le médecin n'est pas un théoricien mais un homme de pratique, le nouvel enseignement doit être, en même temps que théorique, pratique et expérimental. C'est dans les laboratoires au contact du maître, et non dans le livre, que l'élève acquiert une connaissance véritablement vivifiante des sciences expérimentales.

Pour qu'il puisse avoir au plus haut degré ce double caractère indispensable, pour qu'il soit à la fois général et pratique, où convient-il de placer cet enseignement ? Deux solutions seulement pouvaient être examinées : la première consistait à le placer dans les lycées et collèges, l'autre dans les Facultés des sciences.

En faveur de la première de ces solutions, un de nos collègues a fait valoir les raisons suivantes :

L'attribution de l'enseignement nouveau aux lycées et collèges peut seule maintenir l'équilibre du plan d'études secondaires si sagement organisé en 1890. Ce plan d'études comprend un examen de rhétorique commun à tous, sanction nécessaire des études littéraires ; puis : au-dessus de la rhétorique, il devait comprendre trois examens distincts, correspondant aux besoins, et aux aptitudes des élèves, lettres-philosophie, lettres-mathématiques, et une troisième série qu'on avait promis d'organiser : lettres-sciences physiques et naturelles.

Le baccalauréat lettres-mathématiques convient surtout aux élèves qui se destinent aux écoles. On n'y a fait qu'une part restreinte aux sciences physiques, et l'on n'y a pas introduit de sciences naturelles. Il résul e de là que, si l'on n'organise pas le baccalauréat ès-sciences physiques et naturelles, le plan d'études restera incomplet et les programmes des études secondaires demeureront sur ce point inférieurs à ceux des écoles normales premières.

Ce baccalauréat qu'on n'a pas encore organisé ne devait pas répondre aux seuls besoins des futurs étudiants en médecine ; il convenait aussi à tous ceux qui n'ont pas besoin d'une culture mathématique très développée, fils d'industriels et d'agriculteurs, et à tous les jeunes gens que leurs aptitudes et leurs goûts portent vers les sciences physiques et naturelles.

Le projet de décret laisse ces dernières sciences, au point de vue de l'enseignement secondaire, dans un état de faiblesse et d'infériorité que l'on ne peut concevoir quand on pense à l'importance qu'elles ont prises dans nos sociétés. Au lycée, on n'enseigne l'histoire naturelle que dans la classe de philosophie et encore d'une manière très élémentaire. A quoi servait-il alors de fonder une agrégation de sciences naturelles ?

Le projet de décret constitue un empiètement regrettable de l'enseignement supérieur sur l'enseignement secondaire, parce que les études que l'on veut organiser dans les Facultés des sciences ne peuvent être que secondaires, étant donnée l'instruction scientifique des jeunes gens qu'on y appelle. Tout enseignement supérieur a besoin d'une base solide ; c'est l'enseignement secondaire qui doit l'établir.

L'enseignement secondaire a pour but de faire la discipline de l'esprit pour chaque ordre de sciences Cette discipline de l'esprit s'obtient par la classe et par le devoir, par le contact du professeur et de l'élève. Dans les Facultés, le contact ne pourra être obtenu au même degré, par suite du nombre trop grand des élèves qui pourraient être répartis d'une manière plus utile dans les divers établissements d'enseignement secondaire. Pourquoi l'année de sciences physiques et naturelles n'a-t-elle pas produit de meilleurs résultats dans les Facultés de médecine ? Parce que les élèves y étaient trop nombreux. Il en sera de même dans les Faculté de sciences.

D'autre part, croit-on que les familles accepteront avec faveur le régime proposé ? Non pas seulement parce qu'il soustraira trop tôt les jeunes gens à l'influence si bienfaisante et si nécessaire des lycées, mais parce qu'il augmentera les sacrifices pécuniaires qu'elles auront à faire. A ce point de vue, le projet n'est pas démocratique.

Au point de vue financier, le projet est aussi désavantageux. C'est dans l'enseignement secondaire que l'enseignement projeté pourrait être organisé aux moindres frais. Un certain nombre de professeurs n'atteignent pas le maximum d'heures de service qui leur est imposé par les règlement. En complétant leur service en attribuant aux autres des heures supplémentaires, la dépense serait minime.

Ce personnel est tout prêt. Il demande l'enseignement en question parce qu'il sent qu'il peut s'en acquitter à son honneur et parce qu'il sent aussi que la tâche qui lui est laissée aujourd'hui n'est pas en rapport avec les grades qu'on exige de lui. Aurait on la défiance à cet endroit? Les résultats qu'il obtient dans la préparation aux écoles suffiraient à répondre.

Ce projet est donc nuisible à l'enseignement secondaire parce qu'il décapite une de ses branches les plus importantes et aussi parce qu'il lui refuse une arme puissante contre la concurrence qui lui est faite. Beaucoup d'élèves de l'enseignement libre viennent chercher l'enseignement scientifique dans les lycées. Y organiser l'enseignement des sciences physiques, ce serait fournir à nos établissements un nouveau moyen de propagande universitaire.

Enfin le projet de décret est une première brèche à l'enseignement secondaire. Nest-il pas à craindre que plus tard on n'en fasse d'autres? Ne songera-t-on pas à transporter dans les Facultés les classes de mathématiques spéciales et de philosophie ?

Telles sont résumées aussi fidèlement et aussi complètement que possible, les observations présentées en faveur de la première solution.

Avant d'aborder les raisons invoquées en faveur de l'autre solution, il importe de relater un certain nombre d'observations et de déclarations préjudicielles.

Tout d'abord, il ne s'agit en aucune façon de décapiter l'enseignement secondaire. Pour le décapiter, il faudrait lui enlever quelque chose. Or, que lui enlève-t on ? Rien. Où sont les élèves en question ? Dans l'enseignement supérieur. On propose simplement de les faire passer de la faculté de médecine à la Faculté des sciences. Elèves de l'enseignement supérieur ils restent élèves de l'enseignement supérieur.

On ne saurait donc parler de brèches faites à l'enseignement secondaire. Par suite, la crainte exprimée au sujet des classes de philosophie et de mathématiques spéciales est chimérique. D'ailleurs, sur ce point, l'Administration a fait les déclarations les plus nettes et les plus énergiques. Non seulement elle n'a jamais songé à transporter les classes de philosophie et de mathématiques spéciales des lycées aux Facultés, mais elle a déclaré qu'un tel projet serait une véritable folie, plus dangereuse pour l'enseignement supérieur que pour l'enseignement secondaire lui-même.

Il ne s'agit pas d'avantage d'abaisser pour les futurs étudiants en médecine l'âge auquel ils passent des lycées dans l'enseignement supérieur. Cet âge sera demain ce qu'il était hier. C'est seulement une fois leurs études secondaires terminées, une fois la philosophie faite, une fois bacheliers, que les jeunes gens seront admis à la Faculté. La seule différence est, pour la première année, une différence de lieu, Faculté des sciences et non plus Faculté de médecine ; ce n'est pas une différence d'âge.

Il ne s'agit pas davantage d'augmenter les dépenses des familles. En fait, votre commission de médecine l'a établi de la manière la plus probante : la durée des études ne sera pas accrue. Je ne saurais mieux faire que de m'en référer sur ce point à ce que vous venez d'entendre.

Enfin il ne s'agit pas non plus de contester la compétence des professeurs de l'enseignement secondaire. Elle est hors de cause comme elle est hors de contestation. Presque tous les professeurs de Faculté ont été professeurs de lycée : ils s'en souviennent et s'en honorent. A leurs yeux, l'enseignement public est un et il ne peut y avoir entre les divers ordres d'enseignement d'autre rivalité que celle du bien public.

Ces remarques faites nous pouvons aborder les arguments qui ont déterminé l'adhésion de votre commission.

La vraie question, l'unique question, est d'organiser le nouvel enseignement dans les conditions les plus favorables à son succès à l'intérêt des études et au bien du pays.

Pour la résoudre, ce n'est pas par des définitions abstraites qu'il faut procéder. Où commence l'enseignement supérieur? On peut faire à cette questions des réponses théoriques différentes.

D'une manière générale, comme l'a fait remarquer un de nos collègues, ce qui caractérise l'enseignement supérieur ce ne sont pas les matières enseignées, ce sont les méthodes. Des matières fort élémentaires seront légitimement un objet d'enseignement supérieur, si elles sont enseignées par ces méthodes qui apprennent à l'élève à se rendre compte par lui-même. Or tel doit être le caractère de l'enseignement que nous demandent les facultés de médecine. Elles réclament des étudiants qui, à des connaissances théoriques joignent une certaine pratique, des expériences et des manipulations, c'est-à-dire des procédés qui seuls apprennent à se rendre compte des phénomènes, à les vraiment comprendre.

D'ailleurs, dans ces sortes de questions ce ne sont pas seulement les idées théoriques, ce sont surtout les faits qui doivent nous guider.

On juge les choses par leurs résultats ; on ne peut prévoir les résultats que par les faits.

Recherchons donc, d'après les faits, de quel côté, lycée ou Faculté des sciences, il y a lieu d'attendre les meilleurs résultats.

On pourrait prétendre tout d'abord que l'organisation nouvelle serait limitée à quelques lycées, un par Académie, à celui qui est voisin de la Faculté des sciences, de la Faculté ou de l'école de médecine. Cette solution serait impraticable. Il y a environ 1200 élèves de première année dans les Facultés de médecine ; sur ce nombre 7 ou 800 au moins sortent des lycées ou collèges de l'État. Les répartir comme il vient d'être dit serait avoir dans chacun des lycées choisis, sauf Paris, où il pourrait y en avoir plusieurs, des groupes de 60, de 80 et même de 108 élèves. Sans rechercher si ce serait un bien pour la discipline générale des lycées, où seraient les laboratoires pour un si grand nombre d'élèves? Ils n'existent pas et on ne pourrait les construire. On en viendrait peut-être, comme il a été suggéré, à emprunter ceux des Facultés des sciences, en hospitalisant au lycée les élèves dont les familles demeurent dans d'autres villes.

Mais il ne serait pas possible de limiter le nouvel enseignement à quelques lycées. Fatalement on serait promptement conduit à le mettre partout, dans les collèges aussi bien que dans les lycées. Faut-il rappeler l'exemple des classes de mathématiques spéciales au nombre de 47, des préparations particulières à Saint-Cyr au nombre de 67 ? Ces chiffres excessifs sont là pour prouver que l'administration est souvent forcée d'aller bien au-delà de ce qui serait nécessaire. Pour le nouvel enseignement elle serait moins libre encore. En le déclarant partie intégrante de l'enseignement secondaire, d'avance on justifierait toutes les réclamations des familles. Et ces réclamations se produiraient partout, car les futurs étudiants en médecine sont disséminés partout, dans les collèges autant que dans les lycées. Et puis, sans parler des rivalités locales et de l'action inévitable des influences, il y a la concurrence des établissements libres. Là où l'État refuserait d'avoir dans ses lycées et dans ses collèges la préparation à la carrière médicale, l'enseignement libre l'organiserait dans sa maison. Et l'État serait bien forcé d'en faire autant.

Nous avons vu ce que devait être cet enseignement nouveau.

Voyons ce qu'il pourrait être dans ces conditions.

Pour qu'il soit sérieux il faut, avons-nous dit, qu'il soit, en même temps que théorique, pratique et expérimental. Or, dans les lycées, les locaux manquent pour les laboratoires. Pour les créer, la dépense serait considérable et hors de proportion avec les résultats.

Le matériel fait également défaut. Il y a bien dans chaque lycée un cabinet de physique, mais il manque l'outillage à mettre aux mains des élèves pour les manipulations de physique, de chimie et d'histoire naturelle. Cela, il faudrait le créer de toutes pièces. En évaluant la dépense à 60,000 francs par lycée, chiffre minimum et probablement insuffisant, ce serait au total, et sans parler des locaux, une première mise de fond de plus de 6 millions. Et l'on ne compte pas les collèges.

Le personnel des professeurs n'est pas assez nombreux. Faire état des heures dues par chaque professeur sur son maximum de service, et d'heures supplémentaires qui lui seraient attribuées serait un expédient néfaste; car, suivant une parole expressive employée dans la commission, ce serait constituer l'enseignement nouveau avec des « rognures ». Il faudra donc créer des emplois de professeurs à peu près dans tous les lycées, toujours sans parler des collèges.

Avec des professeurs, et autant que des professeurs, il faut des chefs de travaux compétents.

Il n'en existe pas dans les lycées. Deux au moins seraient nécessaires dans dans chaque établissement ; un pour la physique et la chimie, un pour l'histoire naturelle. Ce serait donc plus de deux cents emplois nouveaux sans parler des collèges.

Il faut aussi des préparateurs. Il y en a dans les lycées, mais en nombre tout à fait insuffisant : 2 dans les grands lycées de Paris, 1 dans les autres, 25 à 30 en province, où la fonction est le plus souvent remplie par un répétiteur De plus, ces préparateurs ne sont pas spécialisés ; ils sont également pour la physique, la chimie, l'histoire naturelle. Cela suffit avec la nature de leur travail actuel. Mais ce serait insuffisant pour une bonne organisation de travaux pratiques qui exigent des spécialistes. Ce serait donc encore au minimum 200 nouveaux emplois toujours sans parler des collèges.

Enfin il faudrait assurer les dépenses matérielles des travaux pratiques dans chaque établissement. De ce chef la dépense serait considérable.

D'après les chiffres très précis soumis à la commission, la dépense annuelle en dehors des frais de premier établissement, ne s'élèverait pas à moins de 1 million et demi, rien que pour les lycées. A ce compte, déduction faite des frais d'études, chaque élève coûterait à l'Etat plus de 20.000 fr. par an.

En présence de ces chiffres qui n'ont rien d'exagéré si l'on veut une bonne organisation des études, il est probable que cette organisation ne se ferait pas. Il est plus probable que les choses se passeraient de la façon suivante :

On se bornerait à quelques créations d'emplois : on demanderait aux professeurs un complément ou un supplément de service ; on limiterait les travaux pratiques à de rares exercices, non moins coûteux ; l'enseignement ne recevrait pas le caractère pratique et expérimental qu'il doit avoir : il serait donné au tableau noir au lieu de l'être surtout au laboratoire. Et le résultat, c'est qu'on aurait recommencé à peu de choses près l'histoire du baccalauréat restreint, condamné depuis longtemps, c'est qu'on n'aurait pas donné aux Facultés de médecine ce qu'elles sont en droit d'attendre ; c'est qu'on aurait stérilisé un germe qui peut et doit être fécond. Il serait inutile de compter sur les effets de l'examen pour faire prendre aux choses une meilleure tournure. Quand il s'agit d'une école où l'on entre par concours, la concurrence élève le niveau. Quand il s'agit d'un examen proprement dit, il en est autrement. Ce n'est pas par le programme, ce n'est pas par la sévérité des examinateurs, c'est par la force ou la faiblesse moyenne des candidats que s'établit le niveau moyen des études.

Examinons maintenant l'autre solution, celle qui consiste à placer le nouvel enseignement dans les Facultés des sciences.

Vous savez quelles transformations profondes se sont accomplies depuis vingt ans dans ces établissements.

Partout leurs locaux ont été rebâtis et agrandis pour tous les ordres de sciences expérimentales ; on a créé de vastes laboratoires. Si quelque part ils sont encore trop petits, le remède sera facile. Pour une Faculté, ce n'est pas comme pour les lycées, qui ne peuvent s'agrandir que par l'acquisition de terrains et la construction de bâtiments contigus : un baraquement suffit sur un terrain plus ou moins voisin. Et ce n'est pas nous, professeurs des Facultés de Paris, qui pourrions oublier les services qu'ont rendus à l'enseignement supérieur les baraquements et les salles Gerson.

Pour le matériel, il existe partout, complet, admirable.

Le personnel des maîtres ? Sans doute il faudra l'augmenter. Mais cette augmentation sera facile en comparaison de celle que nous examinions tout à l'heure.

Le personnel des chefs des travaux et des préparations ?

Les Faculté l'ont habile, expérimenté. Elles ont mis quinze ans à les former. S'il faut en augmenter les cadres, la dépense sera minime par rapport à ce qu'elle serait dans les lycées et les collèges.

Enfin, elles sont largement dotées en ce qui concerne les frais annuels de laboratoires et de travaux pratiques.

D'après les évaluations soumises à la commission, l'augmentation des dépenses ne dépassera pas l'augmentation des recettes.

Au point de vue intellectuel, les Facultés des sciences sont pleinement en mesure, et mieux que qui que ce soit, d'assurer cette discipline de l'esprit, en vue d'un ordre particulier de sciences que celui de nos collègues qui proposait de placer le nouvel enseignement dans les lycées estimait à bon droit nécessaire. Une telle discipline résulte moins en effet de la leçon du maître que de son contact et de l'atmosphère dans laquelle vit l'étudiant. Or ceux des professeurs de Faculté qui sont voués aux sciences expérimentales vivent dans leurs laboratoires avec leurs auxiliaires, en communication constante avec leurs élèves. Dans ces laboratoires, les élèves sont pour ainsi dire enveloppés par les sciences ; ils en manient les appareils, ils les voient en action ; tout leur parle d'elles, les choses aussi bien que les maîtres. C'est là seulement qu'on peut vraiment s'imprégner de son esprit et le comprendre pleinement.

Au reste, nous avons plus et mieux que des espérances et des promesses. L'administration a pensé que dans une pareille matière une expérience était utile. Avec l'assentiment de votre section permanente, elle a réalisé cette expérience à Toulouse. Voilà trois ans déjà que dans cette ville les étudiants en médecine de première année reçoivent l'enseignement des sciences physiques et naturelles à la Faculte des sciences. L'expérience a réussi ; les résultats sont des plus satisfaisants. Les doyens de la Faculté de médecine et de la Faculté des sciences ont chargé celui de nos collègues qui appartient aux Facultés de Toulouse de nous en apporter le témoignage. Nous l'enregistrons comme une garantie de fait à l'appui du projet.

Il me reste à vous faire connaître un autre ordre de considérations dont votre commission a été particulièrement touchée. L'enseignement est créé en général. Destiné aux futurs médecins, il peut aussi servir à d'autres.

Outre les jeunes gens qui entrent dans les écoles spéciales, comme l'Ecole centrale et l'Institut agronomique, un grand nombre qui se destinent aux carrières industrielles ou agricoles auraient besoin d'un enseignement pratique approprié. Quelques Facultés des sciences, Lyon, Nancy par exemple ont spontanément cherché à combler cette lacune. Et l'expérience a montré que ceux de leurs élèves auxquels elles ont donné une instruction, pratique sans doute mais générale, réussissaient de la manière la plus heureuse dans l'industrie.

Il nous a semblé qu'à ce point de vue le nouvel enseignement pouvait produire d'heureux résultats. En même temps qu'il donnera aux futurs médecins une préparation scientifique indispensable, il pourra la donner aussi à d'autres et devenir ainsi, dans certains centres, le point de départ d'un enseignement technique utile à notre industrie nationale. Aussi les conditions particulières d'accès au doctorat en médecine étant déterminées par un décret spécial, vous proposons-nous d'ouvrir l'enseignement projeté aux bacheliers de tout ordre.

Nous faisons plus : dans une pensée sainement démocratique, et nous appuyant sur les résultats déjà obtenus à Lyon et à Nancy, nous vous proposons de l'ouvrir aussi, après constatation de leur aptitude, à des sujets d'élite sortis de l'enseignement primaire. Nous serons heureux de voir s'établir entre l'enseignement primaire ce lien qui sera certainement utile à l'un et à l'autre.

Consultées depuis longtemps, conformément à une pratique libérale, les facultés des sciences ont déclaré accepter l'enseignement nouveau. Elles ont aujourd'hui une tâche bien déterminée : préparation à la licence, à l'agrégation, au doctorat et recherches savantes. Cette tâche, elles la conserveront et s'y appliqueront comme par le passé. Elles ont pour la remplir une clientèle assurée qui est aujourd'hui de près de 1.900 élèves. En élargissant leurs cadres, en plaçant à côté des parties les plus élevées de leur enseignement d'autres cours plus élémentaires, d'autres travaux en apparence plus modestes, mais si utiles en réalité que les plus expérimentés de leurs maîtres seront obligés, en plus d'un lieu, d'en prendre leur part, les facultés ont conscience de combler une lacune et de répondre à un besoin du temps présent. Il est impossible de méconnaître le rôle de plus en plus grand que prend la science pure dans l'activité et le travail de notre société. L'admirable développement de l'industrie chimique dans un pays voisin, de l'industrie électrique dans tous les pays ont eu pour agents supérieurs ou subalternes, des hommes qui avaient suivi des cours des universités ou qui sortaient d'instituts dirigés par des professeurs d'universités. Nos facultés en échange de tout ce que le pays a fait pour elles, ne demandent qu'à lui rendre de tels services, c'est-à-dire à lui préparer des médecins connaissant dans la mesure indispensable ces sciences, dites accessoires, et que nous appellerons plus volontiers fondamentales des industriels ou des agriculteurs mis au courant des méthodes scientifiques et aussi, plus d'une fois sans doute, des savants éminents dont les aptitudes seraient restées ignorées et et sans utilité.

En conséquence, votre Commission vous propose, à la presque unanimité, et sauf quelques changements de détail, l'adoption du projet qui vous est soumis.

Je vous prie d'agréer, Monsieur le Président, l'hommage de mon profond respect.

Le Ministre de l'Instruction publique, des Beaux-Arts et des Cultes.

R. Poincaré.

283. — *Décret du 31 juillet 1893 instituant dans les Facultés des sciences un certificats d'études physiques, chimiques et naturelles* (1).

Art. 1er. — Il est institué dans les facultés des sciences un enseignement préparatoire des sciences physiques, chimiques et naturelles.

Art. 2. — Sont admis à suivre cet enseignement les jeunes gens pourvus d'un diplôme de bachelier, et, après constatation de leur aptitude par la faculté, les jeunes gens âgés de dix-sept ans au moins, pourvus, soit du brevet supérieur de l'enseignement primaire, soit du certificat d'études primaires supérieures.

Art. 3. — A la suite de cet enseignement et après examens subis devant les facultés des sciences, il est délivré un certificat d'études physiques, chimiques et naturelles.

Art. 4. — Pour être admis à l'examen, les aspirants doivent justifier de quatre inscriptions trimestrielles et de leur participation aux travaux pratiques.

Art. 5 — L'examen est subi devant la faculté dans laquelle le candidat a pris les quatre inscriptions.

Il comprend :

Une interrogation et une preuve pratique de physique; une interrogation et une épreuve pratique de chimie ; une interrogation et une épreuve pratique de zoologie ; une interrogation et une épreuve pratiques de botanique.

Le tout conformément aux programmes qui seront déterminés par arrêté ministériel.

Art. 6. — Le jury est composé de trois membres de la faculté.

Art. 7. — L'enseignement institué par le présent décret peut être organisé près les écoles de médecine de plein exercice et près les écoles préparatoires réorganisées, situées dans les villes où il n'existe pas de faculté des sciences.

Les examens ont lieu sous la présidence d'un professeur d'une faculté des sciences délégué par le ministre.

Art. 8. — Le ministre de l'instruction publique, des beaux-arts et des cultes est chargé de l'exécution du présent décret, qui sera inséré au *Bulletin des Lois* et publié au *Journal officiel*.

284. — *Décret du 31 juillet 1893 relatif à la réorganisation des études médicales* (2).

---

(1) Textes légaux visés : décret du 26 juin 1878 ; du 8 août 1890 ; loi du 27 février 1880.

(2) Textes légaux visés : décrets des 20 juin 1878, 23 juillet 1882 et 5 août 1884, relatifs au doctorat en médecine ; décrets des 1er août 1883 et 31 juillet 1893, relatifs aux écoles de plein exercice et préparatoires de médecine

Art. 1er. — Les études en vue du doctorat en médecine durent quatre années.

Elles peuvent être faites :

Pendant les trois premières années, dans une école préparatoire de médecine et de pharmacie.

Pendant les quatre années, dans une faculté mixte de médecine et de pharmacie ou dans une école de plein exercice de médecine et de pharmacie.

Art. 2. — Les aspirants au doctorat en médecine doivent produire, pour prendre leur première inscription, le diplôme de bachelier de l'enseignement secondaire classique (lettres-philosophie) et le certificat d'études physiques, chimiques et naturelles.

Art. 3. — Ils subissent cinq examens et soutiennent une thèse.

Art. 4. — Les examens portent sur les matières suivantes :

PREMIER EXAMEN

Anatomie, moins l'anatomie topographique. Epreuve pratique de dissection.

DEUXIÈME EXAMEN

Histologie : physiologie, y compris la physique biologique et la chimie biologique.

TROISIÈME EXAMEN

1re partie. — Médecine opératoire et anatomie topographique.

Pathologie externe ; accouchements.

2e partie. — Pathologie générale, parasites animaux, parasites végétaux ; microbes.

Pathologie interne ; épreuve pratique d'anatomie pathologique.

QUATRIÈME EXAMEN

Thérapeutique, hygiène, médecine légale, matière médicale, pharmacologie, avec les applications des sciences physiques et naturelles.

CINQUIÈME EXAMEN

1re partie. — Clinique externe ; clinique obstétricale.

2e partie. — Clinique interne.

Thèse sur un sujet au choix du candidat.

Art. 5. — Le premier examen est subi entre la sixième et la huitième inscription ; le second entre la huitième et la dixième ; le

---

et de pharmacie ; décret du 8 août 1890, relatif au baccalauréat de l'enseignement secondaire classique ; décret du 31 juillet 1893, relatif au certificat d'études physiques, chimiques et naturelles ; loi du 10 novembre 1892 su l'exercice de la médecine ; loi du 27 février 1880.

troisième entre la treizième et la seizième ; le quatrième et le cinquième après la seizième.

Art. 6. — Les notes obtenues par les candidats, soit aux travaux pratiques, soit aux interrogations, soit dans les services cliniques où ils ont été régulièrement admis comme stagiaires, sont communiquées aux examinateurs par les soins du doyen. Il en est tenu compte pour le résultat de l'examen.

Art. 7. — Les étudiants inscrits dans les écoles de plein exercice et dans les écoles préparatoires réorganisées subissent le premier et le second examen devant l'école à laquelle ils appartiennent.

Art. 8. — Le jury est présidé par un professeur de faculté délégué par le ministre.

Immédiatement après les épreuves, le président du jury adresse au ministre un rapport sur les résultats des examens.

Art. 9. — Les sessions d'examen ont lieu, dans les écoles de plein exercice et dans les écoles préparatoires réorganisées, deux fois par an, aux dates fixées par le ministre.

Art. 10. — Les étudiants inscrits dans les écoles préparatoires non réorganisées subissent le premier et le second examen devant une faculté, aux époques fixées par l'article 5

En cas d'ajournement, ils sont tenus de se représenter devant la Faculté.

Art. 11. — Les travaux pratiques de dissection, de laboratoire et le stage près les hôpitaux sont obligatoires.

Le stage près les hôpitaux est de trois ans au moins. Il doit comprendre un stage d'au moins un trimestre dans un service obstétrical.

Un arrêté ministériel fixera la durée des travaux de dissection et des autres travaux pratiques.

Art. 12. — Le quatrième et cinquième examens et la thèse doivent être subis devant la même faculté.

Art. 13. — Les présentes dispositions seront mises à exécution à dater du 1er novembre 1895.

Les aspirants inscrits avant cette époque subiront leurs examens conformément au décret du 20 juin 1878.

Ils devront, en se faisant inscrire, justifier soit du baccalauréat ès-lettres, soit du baccalauréat de l'enseignement secondaire classique (lettres-philosophie) et du baccalauréat ès-sciences restreint pour la partie mathématique.

Art. 14. — Sont et demeurent abrogées toutes les dispositions antérieures contraires à celles du présent décret.

285. — *Décret du 31 juillet 1893 réorganisant les Écoles préparatoires de médecine et de pharmacie* (1).

Art. 1er. — Des articles 2, 6 et 11 du décret du 1er août 1883 relatif à la réorganisation des écoles préparatoires de médecine et de pharmacie sont modifiés ainsi qu'il suit.

Art. 2. — Les professeurs titulaires sont au nombre de douze, savoir :

Un professeur d'anatomie descriptive.
Un professeur d'histologie,
Un professeur de physiologie,
Un professeur de pathologie interne,
Un professeur de pathologie externe et de médecine opératoire
Un professeur de clinique médicale,
Un professeur de clinique chirurgicale,
Un professeur de clinique obstétricale,
Un professeur de physique,
Un professeur d'histoire naturelle,
Un professeur de chimie et toxicologie,
Un professeur de pharmacie et matière médicale.

Art. 6. — Les chefs de travaux, sont au nombre de cinq, savoir :

Un chef des travaux d'anatomie et d'histologie,
Un chef des travaux de physiologie,
Un chef des travaux de médecine opératoire,
Un chef des travaux de physique et chimie,
Un chef des travaux d'histoire naturelle.

Les grades à exiger des chefs de travaux sont :

1° Pour les chefs des travaux d'anatomie et d'histologie, de physiologie et de médecine opératoire, le diplôme de docteur en médecine ;

2° Pour les chefs de travaux de physique et de chimie, le diplôme de docteur en médecine ou de pharmacien de 1re classe ou de licencié ès-sciences-naturelles.

Les suppléants prennent part à l'enseignement. Ils peuvent être chargés, sans concours, des fonctions de chefs des travaux.

Art. 11. — Les villes sièges d'écoles préparatoires de médecine et de pharmacie contractent l'obligation ;

1° D'assurer le service des trois cliniques médicale, chirurgicale, et obstétricale ;

(1) Textes légaux visés : Décret du 1er août 1883 ; décret du 25 juillet 1885, relatifs aux suppléants et aux chefs de travaux dans les écoles préparatoires de médecine et de pharmacie ; décret en date du 31 juillet 1893, relatif aux études en vue du Doctorat en médecine ; décret en date du 31 juillet 1893, relatif au certificat d'étude physiques, chimiques et naturelles ; loi du 30 novembre 1892 ; loi du 27 février 1880.

2° De mettre à la disposition de l'école une ou plusieurs salles consacrées aux maladies des enfants.

La clinique médicale et la clinique chirurgicale doivent comprendre chacune cinquante lits au moins.

La clinique obstétricale ne peut en avoir moins de vingt.

Art. 2 — Le ministre de l'instruction publique, des beaux-arts et des cultes, est chargé de l'exécution du présent décret.

§ 2e. — Des officiers de santé et des aspirants à l'officiat

286. — *Décret du 31 juillet 1893 déterminant les épreuves imposées aux officiers de santé pour obtenir le diplôme de docteur en médecine.* (1)

Art. 1er. — Pour obtenir le diplôme de docteur en médecine, les officiers de santé doivent subir les épreuves du 3e et du 5e examen et de la thèse, conformément aux règlements en vigueur sur le doctorat en médecine.

Art. 2. — Le ministre de l'instruction publique, des Beaux-Arts et des Cultes est chargé de l'exécution du présent décret.

287. — *Décret du 25 juillet 1893 relatif à la conversion des inscriptions d'officiers de santé en inscriptions de doctorat en médecine.*

Art. 1er. — Les aspirants au titre d'officier de santé en cours d'études à la date du présent décret et qui justifient de l'un des diplômes de bachelier ès-lettres, de bachelier de l'enseignement secondaire classique, de bachelier ès-sciences complet, de bachelier de l'enseignement secondaire spécial, sont autorisés à convertir leurs inscriptions en inscriptions de doctorat en médecine.

Art. 2. — Le ministre de l'instruction publique, des beaux-arts et des cultes est chargé de l'exécution du présent décret.

288. — *Circulaire de M. le Ministre de l'Instruction publique du 9 octobre 1893, relative à l'officiat de santé et à la loi du 30 novembre 1892.*

Monsieur le recteur, la mise en exécution, à dater du 1er décembre prochain, de la loi du 30 novembre 1892 sur l'exercice de la médecine soulève, en ce qui concerne les études pour l'officiat de santé, un certain nombre de questions qu'il importe de résoudre avant le début de l'année scolaire.

Tout d'abord il va sans dire que les étudiants qui ont commencé

(1) Textes légaux visés : dans la loi du 30 novembre 1892 (Art. 30) ; décret en date de 20 juin 1878 et 31 juillet 1893 relatifs aux études médicales ; loi du 27 février 1880 ;

leurs études en vue de l'officiat ont le droit de les continuer. Mais il m'a été demandé si les jeunes gens qui possèdent les grades, titres ou certificats précédemment requis pour l'inscription en vue de l'officiat pourraient encore prendre leur première inscription au mois de novembre prochain.

L'affirmative n'est pas douteuse. La loi porte la date du 30 novembre. En vertu de son article 34, elle n'est exécutoire qu'un an après sa promulgation, c'est-à-dire le 1er décembre 1893. D'autre part, elle dispose en son article 31 que les « élèves qui, au moment de l'application de la présente loi, auront pris leur première inscription pourront continuer leurs études médicales et obtenir le diplôme d'officier de santé ». Il en résulte que quiconque se trouve dans les conditions réglementaires peut, jusqu'au 1er décembre prochain, exclusivement, terme de rigueur, prendre la première inscription en vue de l'officiat.

La loi précédente sur l'exercice de la médecine interdisait à l'officier de santé d'exercer sa profession en dehors du département pour lequel il s'était présenté. Les règlements rendus en exécution de cette disposition faisaient obligation à l'étudiant en officiat de s'inscrire dans l'établissement, faculté ou école, dans le ressort duquel était compris le département où il se proposait d'exercer.

La loi du 30 novembre 1892 a disposé, article 29, que les officiers de santé, sans exception, qu'ils aient été reçus avant ou après cette date, « auront le droit d'exercer la médecine sur tout le territoire de la République ». Et, comme l'article 36 abroge, en même temps que les dispositions de la loi de ventôse an XI, toutes les dispositions des lois et règlements contraires à la loi nouvelle, il en résulte qu'à dater du 1er décembre 1893 sont abrogées toutes les dispositions réglementaires relatives aux circonscriptions des divers établissements d'enseignement médical, en ce qui concerne les études pour l'officiat et la réception des officiers de santé.

Tant qu'il restera des étudiants en officiat inscrits dans les écoles les jurys fonctionneront comme par le passé. Cependant, comme les aspirants à ce grade ne sont plus astreints à subir leurs examens définitifs dans telle faculté ou dans telle école, il pourra se faire que la constitution des jurys soit rendue superflue par l'absence de candidats. Afin d'éviter des déplacements inutiles et onéreux, les étudiants seront invités à se faire inscrire un mois plein avant la date fixée pour l'ouverture de chaque session. Aussitôt après la clôture du registre, vous m'enverrez un état des étudiants inscrits ou un état négatif.

Les sessions ont été précédemment fixées aux mois d'août et d'avril. Dans l'état actuel des choses, il n'est plus nécessaire de conserver une session en avril. La seconde session aura lieu en novembre elle sera réservée, comme l'était la session d'avril, aux candidats ajournés à la session d'août.

De la sorte, les professeurs de faculté pourront en même temps présider les examens d'officiat et les examens de sages-femmes fixés au mois de novembre par le décret du 25 juillet 1893.

Ces dispositions sont applicables dès cette année.

Vous voudrez bien veiller personnellement à leur exécution.

Recevez, monsieur le recteur, l'assurance de ma considération très distinguée.

Le ministre de l'instruction publique
des beaux-arts et des cultes,

R. POINCARÉ.

§ 3.— Des chirurgiens-dentistes

289. — *Décret du 25 juillet 1893 relatif au diplôme de chirurgien-dentiste.*

Art. 1er. — Les études en vue du diplôme de chirurgien-dentiste ont une durée de trois ans.

Art. 2. — Les aspirants doivent produire, pour prendre leur première inscription, soit un diplôme de bachelier, soit le certificat d'études prévu par le décret du 30 juillet 1886, modifié par le décret du 25 juillet 1893, soit le certificat d'études primaires supérieures.

Art. 3. — Ils subissent, après la douzième inscription, trois examens sur les matières suivantes :

1er EXAMEN

Éléments d'anatomie et de physiologie;
Anatomie et physiologie spéciales de la bouche.

2e EXAMEN

Éléments de pathologie et de thérapeutique ;
Pathologie spéciale de la bouche;
Médicaments; anesthésiques.

3e EXAMEN

Clinique; affections dentaires et maladies qui y sont liées. — Opérations.

Exécution d'une pièce de prothèse dentaire.

Art. 4. — Les examens sont subis au siège des facultés et écoles de médecine où l'enseignement dentaire est organisé, devant un jury de trois membres.

Peuvent faire partie du jury des chirurgiens-dentistes, et, par mesure transitoire, des dentistes désignés par le ministre de l'instruction publique.

Le jury est présidé par un professeur de faculté de médecine.

Art. 5. — Les dentistes inscrits au rôle des patentes au 1er janvier 1892 peuvent postuler le diplôme de chirurgien-dentiste à la seule condition de subir les examens prévus par l'article 3 du présent décret.

Les dentistes de nationalité française, inscrits à ce rôle antérieurement au 1er janvier 1889, sont dispensés en outre du premier examen.

Les dentistes pourvus, antérieurement au 1er novembre 1893, d'un diplôme délivré par l'une des écoles d'enseignement dentaire existant en France à la date du présent décret, peuvent postuler le diplôme de chirurgien-dentiste à la seule condition de subir le deuxième examen.

Art. 6. — Les dentistes reçus à l'étranger et qui voudront exercer en France seront tenus de subir les examens prévus au présent décret.

Ils pourront obtenir dispense partielle ou totale de la scolarité, après avis du comité consultatif de l'enseignement public.

Art. 7. — Un règlement spécial, rendu après avis de la section permanente du conseil supérieur de l'instruction publique, organisera l'enseignement dans celles des facultés et écoles de médecine où il pourra être établi.

Art. 8. — Le ministre de l'instruction publique, des beaux-arts et des cultes est chargé de l'exécution du présent décret.

§ 4.— Des Sages-Femmes

290. — *Décret du 25 juillet 1893 relatif aux conditions d'études exigées des aspirantes aux diplômes de sage-femme.* (1)

Art. 1er. — Les études en vue de l'obtention des diplômes de sage-femme durent deux années.

(1) Textes légaux visés : Règlement, en date du 11 messidor an X, relatif aux cours d'accouchements de l'hospice de la Maternité de Paris; titre V de la loi du 19 ventôse an XI ; arrêté des consuls, en date du 20 prairial an XI, § 7; règlement général pour l'école d'accouchements établie à l'hospice de la Maternité de Paris, en date du 8 novembre 1810 ; ordonnance, en date du 13 octobre 1840, portant organisation des écoles préparatoires de médecine et de pharmacie; arrêté, en date du 19 août 1845, qui détermine les conditions exigées des élèves sages-femmes pour être admises au cours; règlement du 23 décembre 1854, relatif à la réception des praticiens du second ordre; circulaires des 23 juin, 16 octobre 1856, et 19 août 1857, relatives à l'échange du certificat de

Elles sont théoriques et pratiques.

Art. 2. — La première année d'études pour le diplôme de 1re classe peut être faite dans une faculté, dans une école de plein exercice, dans une école préparatoire de médecine et de pharmacie ou dans une maternité.

La seconde est nécessairement faite dans une faculté ou dans une école de plein exercice de médecine et de pharmacie.

Art. 3. — Les deux années d'études pour le diplôme de 2e classe peuvent être faites dans une faculté, dans une école de plein exercice dans une école préparatoire de médecine et de pharmacie ou dans une maternité.

Art. 4. — Les aspirantes au diplôme de sage-femme subissent deux examens :

Le premier, à la fin de la première année ; il porte sur l'anatomie, la physiologie et la pathologie élémentaire ;

Le second, à la fin de la deuxième année ; il porte sur la théorie et la pratique des accouchements.

Les élèves ajournées par les jurys des facultés ou par les jurys des écoles à la session de juillet-août sont admises à renouveler l'examen dans une session qui sera ouverte à cet effet à la fin du mois d'octobre suivant.

A la suite de ce dernier examen, le diplôme est conféré, s'il y a lieu, dans les formes établies.

Art. 5. — Le premier examen des aspirantes au diplôme de 1re classe peut avoir lieu devant la faculté ou école où a été faite la première année d'études ; si cette année d'études a été faite dans une maternité, l'examen a lieu indifféremment devant une faculté, une école de plein exercice ou une école préparatoire de médecine et de pharmacie.

Le deuxième examen ne peut avoir lieu que devant l'établissement, où a été faite la deuxième année d'études.

Les examens pour le diplôme de 2e classe ont lieu devant une faculté ou une école de plein exercice ou une école préparatoire de médecine et de pharmacie.

Lorsque les examens ont lieu devant une école, le jury est composé de deux professeurs de l'école, présidés par un professeur ou un agrégé de faculté.

Art. 6. — Les aspirantes au diplôme de sage-femme se font ins-

---

capacité contre le diplôme de sage-femme de 1re ou de 2e classe ; décret du 14 juillet 1875, portant organisation des écoles de plein exercice de médecine et de pharmacie ; arrêté du 1er août 1879, relatif à l'examen que doivent subir les aspirantes au tirage d'élève sage-femme de 1re classe ; circulaire du 13 juin 1888 ; loi du 27 février 1880 ; loi du 30 novembre 1892, art. 3, 5 et 25.

crire dans les facultés ou dans les écoles de médecine, du 1er au 15 octobre de chaque année.

Passé ce délai, aucune inscription n'est admise.

Art. 7. — En se faisant inscrire dans une faculté, dans une école de médecine ou dans une maternité, les aspirantes au diplôme de sage-femme déposent les pièces suivantes :

1° Un extrait de leur acte de naissance constatant qu'elles ont l'âge requis par les règlements ;

2° Si elles sont mineures, non mariées, l'autorisation de leur père ou tuteur ;

3° Si elles sont mariées et non séparées de corps, l'autorisation de leur mari et leur acte de mariage ;

4° En cas de séparation de corps, l'extrait du jugement passé en force de chose jugée ;

5° En cas de dissolution du mariage, l'acte de décès du mari ou l'acte constatant le divorce ;

6° Un certificat de vaccine ;

7° Un certificat de bonnes vie et mœurs ;

8° Un extrait de casier judiciaire ;

9° Pour le diplôme de sage-femme de 1re classe, le brevet de capacité élémentaire de l'enseignement primaire ;

Pour le diplôme de sage-femme de 2e classe, le certificat obtenu à la suite de l'examen prévu par l'arrêté du 1er août 1879.

Art. 8. — Les sages-femmes reçues à l'étranger devront subir les examens prévus au présent décret.

Elles pourront obtenir dispense partielle ou totale de la scolarité.

Art. 9. — Le présent décret recevra son effet à dater du 1er octobre 1893.

Cependant les aspirantes au diplôme de sage-femme de 1re classe qui ne seraient pas pourvues du brevet de capacité élémentaire de l'enseignement primaire pourront, pendant une période de trois années, du 1er octobre 1893 au 1er octobre 1896 exclusivement, présenter le certificat obtenu à la suite de l'examen prévu par l'arrêté du 1er août 1879.

Il n'est rien modifié aux conditions actuelles d'admission aux grades des élèves de la maternité de Paris.

Art. 10. — Les dispositions antérieures contraires à celles du présent décret sont et demeurent abrogées.

Art. 11. — Le ministre de l'instruction publique, des beaux-arts et des cultes est chargé de l'exécution du présent décret.

§ 5. — Des médecins étrangers

291. — *Décret du* 25 *juillet* 1893 *relatif aux dispenses qui peu-*

vent être accordées aux médecins pourvus d'un diplôme étranger aspirant au titre français de docteur en médecine.

Art. 1er. — Les médecins pourvus d'un diplôme étranger qui postulent le grade de docteur en médecine peuvent obtenir dispense partielle ou totale des inscriptions et dispense partielle des examens exigés pour ce grade.

Art. 2. — La dispense d'examens ne peut en aucun cas porter sur plus de trois épreuves.

Art. 3. — Les dispenses sont accordées par le ministre de l'instruction publique après avis de la faculté compétente et du comité consultatif de l'enseignement public.

Art. 4. — Le ministre de l'instruction publique, des beaux-arts et des cultes est chargé de l'exécution du présent décret.

§ 6. — De l'obligation de déclarer les cas de maladies épidemiques

292. — *Arrêté du 23 novembre 1893, dressant la liste des Maladies épidémiques prévues par l'article 15 de la loi du 30 novembre 1892.*

Art. 1er. La liste des maladies épidémiques prévue par l'article 15 précité est dressée de la manière suivante :

1° la fièvre typhoïde.

2° le typhus exanthématique.

3° la variole et la varioloïde.

4° la scarlatine.

5° la diphthérie (croup et angine couenneuse).

6° la suette miliaire.

7° le choléra et les maladies cholériformes.

8° la peste.

9° la fièvre jaune.

10° la dysenterie.

11° les infections puerpérales, lorsque le secret au sujet de la grossesse n'aura pas été réclamé.

12° L'ophtalmie des nouveau-nés.

Art. 2. L'autorité publique, qui doit, aux termes de l'article 15 susvisé, recevoir la déclaration des maladies épidémiques est représentée par le Sous-Préfet et le Maire.

Les praticiens mentionnés dans le dit article 15 devront faire la déclaration à l'un et à l'autre, aussitôt le diagnostic établi.

Art. 3. — La déclaration se fait à l'aide de cartes détachées d'un carnet à souche qui portent nécessairement la date de la déclaration, l'indication de l'habitation contaminée, la nature de la maladie désignée par un numéro d'ordre suivant la nomenclature inscrite à la première page du carnet. Elles peuvent contenir, en outre, l'indication des mesures prophylactiques jugées utiles.

Les carnets sont mis gratuitement à la disposition de tous les docteurs, officiers de santé et sages-femmes.

CIRCULAIRE

Du ministre de l'intérieur aux préfets, relative à la déclaration obligatoire des cas de maladies épidémiques prescrite par la loi du 30 novembre 1893 sur l'exercice de la médecine.

1er décembre 1893 (1).

Monsieur le préfet,

Je vous adresse deux exemplaires de la loi du 30 novembre 1892 sur l'exercice de la médecine qui, aux termes de l'article 34 est exécutoire à dater de ce jour.

Cette loi contient des prescriptions concernant les études en vue de l'obtention des diplômes de médecin, de chirurgien-dentiste, de sage-femme ; il appartient à M. le ministre de l'instruction publique d'en assurer l'exécution. Elle renferme également des dispositions relatives à l'exercice de la médecine proprement dit.

Déclaration des cas de maladies épidémiques. — Mesures à prendre. — Une des dispositions les plus importantes de la loi, parce qu'elle a pour but d'assurer la protection de la santé publique, est l'obligation imposée par l'article 15 à tout docteur, officier de santé ou sage-femme, son diagnostic établi, de faire à l'autorité publique la déclaration des cas de maladies épidémiques tombés sous son observation. Le même article charge le ministre de l'intérieur d'arrêter, d'une part, la liste des maladies épidémiques dont la divulgation n'engage pas le secret professionnel, et, d'autre part, le mode de déclaration desdites maladies.

Vous trouverez joint à la présente circulaire un arrêté, en date du 23 novembre, qui contient dans son article 1er la liste des maladies dont il s'agit, dressée, conformément à la loi, après avis de l'Académie de médecine et du comité consultatif d'hygiène publique de France.

La déclaration obligatoire se justifie d'elle-même.

« Il est impossible, disait le rapporteur de la loi au Sénat, d'organiser l'hygiène dans une ville, dans une commune, si la municipalité, si le bureau d'hygiène qui la représente dans un certain nombre de nos grandes villes françaises ne sont pas prévenus, au début d'une épidémie, de chaque fait de maladie épidémique qui se présente dans la ville ou dans la commune. Il faut connaître le mal

(1) Publiée au *J. off.* du 30 décembre 1893.

dès son apparition, sa localisation dans telle maison, dans tel quartier, pour y porter un remède efficace ».

C'est donc l'intérêt qu'a le corps social à connaître dès son apparition une maladie épidémique qui a conduit le législateur à faire de la dénonciation de cette maladie une obligation pour les médecins.

« C'est là en quelque sorte, disait le rapporteur de la loi à la Chambre des députés, le prix du monopole concédé aux médecins par l'Etat ». Et le rapporteur de la loi au Sénat exprimait la même opinion : « Il est juste que l'administration demande au corps médical des services d'intérêt public en même temps qu'elle lui octroie des privilèges ».

L'article 15 n'est du reste pas une innovation; il étend à certaines maladies épidémiques l'obligation que l'article 13 de la loi du 3 mars 1822 impose au médecin de dénoncer immédiatement tout cas de choléra, de fièvre jaune ou de peste. Cette obligation n'est pas considérée par les juges les plus compétents comme imposant au médecin la violation du secret professionnel (1).

L'obligation nouvelle de déclarer à l'autorité publique les cas de scarlatine, de diphthérie, de fièvre typhoïde, etc., n'est pas davantage contraire au devoir professionnel de secret. La dénonciation à l'autorité publique n'est pas une révélation dans le sens de l'article 378 du code pénal. Par exemple, un médecin ne trahit pas le secret professionnel lorsqu'il délivre à l'administration, qui a, elle aussi, le devoir d'observer le secret, un certificat permettant de séquestrer un aliéné dangereux.

Sans doute, il peut se rencontrer que le devoir du secret résulte non pas de la nature propre de la maladie, mais des circonstances spéciales, exceptionnelles, dans lesquelles cette maladie se produit. Pour la plupart des maladies épidémiques, ces cas seront extrêmement rares. Si, dans une telle occurrence, un médecin était poursuivi pour défaut de déclaration, il justifierait que les circonstances étaient telles qu'il ne pouvait avertir l'autorité publique, et provoquer par conséquent certaines mesures prophylactiques, sans manquer à son devoir professionnel.

Pour une des maladies portées sur la liste, le fait pourra se présenter avec une certaine fréquence, je veux parler des infections puerpérales. Des scrupules se sont élevés à cet égard chez beaucoup de médecins; les services spéciaux, les personnes s'occupant des questions intéressant les nouveau-nés ont manifesté des appréhensions.

Le rapporteur de la loi au Sénat semblait croire que l'article 15

(1) Dr P. Brouardel. — *Le Sénat médical*, Paris 1887, p. 233.

ne s'appliquerait pas aux infections puerpérales. Je n'ai pas cru devoir les supprimer de la liste dressée par l'Académie de médecine et le comité consultatif d'hygiène publique, mais j'ai jugé nécessaire d'accompagner leur indication d'une réserve formelle. La déclaration de l'infection puerpérale ne sera obligatoire qu'autant que le secret au sujet de la grossesse n'aura pas été réclamé. Il ne suffit donc pas, pour dégager le médecin du devoir de la déclaration, que le secret ait été demandé sur le fait de l'infection, il faut qu'il ait été réclamé sur le fait même de la grossesse. C'est seulement dans le cas où la connaissance de l'infection puerpérale révèlerait une grossesse qu'il y a intérêt à cacher, que le médecin ne sera pas tenu d'en faire la déclaration.

Le gouvernement n'avait pas manqué de signaler aux Chambres les considérations qui, hors ces cas exceptionnels, établissent la nécessité et la légitimité de la déclaration. Voici en quels termes il faisait connaître son opinion dans l'exposé des motifs du projet de loi:

« Le gouvernement n'a point hésité non plus à suivre la commission chargée, sous la précédente législature, d'examiner les projets relatifs à l'exercice de la médecine dans la proposition qu'elle avait faite de rendre obligatoire la déclaration par le médecin des cas de maladies transmissibles. Il a pensé, comme le comité consultatif d'hygiène publique, que les éléments constitutifs du secret professionnel ne se rencontrent pas pour la presque totalité des maladies épidémiques et que tout médecin doit être tenu de faire à l'autorité publique la déclaration des maladies transmissibles tombées sous son observation et n'engageant pas le secret professionnel.

« Cette question est depuis longtemps à l'ordre du jour de toutes les assemblées médicales et elle a souvent fait l'objet des préoccupations des pouvoirs publics. Dans un grand nombre de pays étrangers (Angleterre, Suisse, Italie, Allemagne, Autriche-Hongrie, Pays-Bas, Etats-Unis), elle est réglée par la loi, et l'exécution des mesures administratives qu'elle comporte ne donne lieu à aucune difficulté. En France, l'Académie de médecine, le comité consultatif d'hygiène publique de France, l'association générale des médecins de France, nombre de conseils d'hygiène, de sociétés médicales dans les départements, en ont fait l'objet de vœux explicites. Les congrès internationaux d'hygiène se sont prononcés dans le même sens. Partout l'on est unanime à penser que cette déclaration est indispensable au fonctionnement des services d'hygiène publique.

« Les médecins légistes eux-mêmes — on le voit par le rapport de M. le président du comité consultatif d'hygiène publique de France — reconnaissent que, pour ces maladies, les exigences du secret professionnel n'existent que très exceptionnellement et qu'elles ne sauraient faire obstacle à l'intérêt supérieur de la santé publique. D'ailleurs, la législation et la jurisprudence actuelles mettent à cet égard le corps médical aux prises avec des difficultés qu'il devient nécessaire d'aplanir par des dispositions législatives.

« Le corps médical ne s'est jamais refusé à admettre que la société, en lui accordant certains privilèges, exige de lui quelques services, et les médecins ont assez souvent payé de leur personne et de leur dévouement dans les épidémies pour qu'on soit certain qu'ils prendront volontiers leur part de responsabilité et d'action dans les mesures destinées à sauvegarder la santé publique.

« La déclaration des cas de maladies transmissibles est donc l'une des charges même de la profession médicale, et c'est répondre à la fois aux intérêts des médecins, des malades et de la société tout entière que de l'inscrire, comme on l'a maintes fois demandé, dans la loi sur l'exercice de la médecine. »

Telles sont, monsieur le préfet, les idées dont vous vous inspirerez pour obtenir des médecins qui exercent dans votre département le concours dont l'administration sanitaire a besoin et dont la loi nouvelle leur fait un devoir. Je ne doute pas que vous ne réussissiez à écarter les scrupules mal fondées et à assurer sur tous les points l'exécution de la loi.

Quant au mode de déclaration, il est du devoir de l'administration de faciliter par tous les moyens l'accomplissement de l'obligation imposée dans l'intérêt de la santé publique. A cet effet, j'ai décidé, sur l'avis du comité consultatif d'hygiène publique, que la déclaration se ferait à l'aide de cartes postales détachées d'un carnet à souche et que ces carnets seraient mis gratuitement à la disposition des déclarants. Les cartes devront porter la mention de la maladie observée et les indications nécessaires pour trouver facilement la maison où la maladie s'est produite ; ce sont deux conditions essentielles, sans lesquelles la déclaration serait inefficace.

La déclaration devra être datée. Pour tenir compte, dans la mesure compatible avec l'exécution de la loi, de certains scrupules, la nature de la maladie sera désignée par un numéro d'ordre correspondant à une nomenclature inscrite à la première page du carnet. Le médecin ne sera pas tenu de signer sa déclaration ; un numéro inscrit sur chacune des feuilles de son carnet suffira pour le faire reconnaître par l'administration. La carte porte : « Nom et adresse du malade », parce que, dans la plupart des cas, il serait malaisé de trouver la maison contaminée si l'on ne connaissait pas le nom du malade ; mais l'indication de ce nom n'est pas une formalité essentielle, et le médecin ne serait pas tenu de l'inscrire s'il pouvait, sans le faire, désigner la maison d'une manière suffisamment précise. Enfin, un petit espace sera réservé sur la carte pour que le médecin y mentionne, s'il le juge convenable, les mesures de prophylaxie que la circonstance lui paraîtra comporter.

L'arrêté du 23 novembre décide que l'autorité publique chargée de recevoir la déclaration sera représentée par le maire de la commune habitée par le malade et par le sous-préfet de l'arrondissement; la déclaration devra donc être adressée à la fois au maire et au sous-préfet (au préfet, dans l'arrondissement chef-lieu ; à Paris, au préfet de police). Les carnets seront disposés à cet effet, chaque déclaration comportant deux avis, adressés d'avance, l'un au sous-préfet, l'autre au maire. Des démarches sont faites en ce moment près de mon collègue M. le ministre du commerce, pour obtenir qu'il accorde à ces déclarations le bénéfice de la franchise postale. Quand une décision aura été prise dans ce sens, il suffira au médecin qui vient d'observer un cas de fièvre typhoïde, par exemple, d'inscrire sur chacune des deux déclarations reliées ensemble à la souche une adresse, celle du malade, et un numéro, celui de la fièvre typhoïde ; d'écrire au dos de l'une des cartes celle destinée au maire, le nom de la commune, et sur l'autre le nom de l'arrondissement où réside le malade, et de jeter les deux cartes à la première boîte aux lettres qui se trouvera sur son trajet. L'on reconnaîtra qu'il est difficile de simplifier davantage les écritures.

A quel moment le sous-préfet et le maire devront-ils être prévenus ? L'article 15 dispose que tout praticien est tenu de faire la déclaration « son diagnostic établi », c'est-à-dire aussitôt que son diagnostic est établi. Cette interprétation résulte avec évidence du but que s'est proposé le législateur en rendant la déclaration obligatoire, et qui est de permettre de porter immédiatement le remède là où est le mal. Le rapporteur de la loi au Sénat, M. Cornil a écarté la proposition de faire faire la déclaration par le chef de famille, à cause des retards que ce circuit pourrait entraîner. « Pour peu que le chef de la famille ou ses ayants droit, écrivait M. Cornil, mettent de la négligence à faire la déclaration prescrite par la loi et que le médecin lui-même, dont la responsabilité ne serait plus directement en jeu, attende un jour avant d'avertir l'autorité, celle-ci ne serait prévenue de l'apparition d'une maladie épidémique que trente-six ou quarante-huit heures après sa constatation. La maladie épidémique aurait eu le temps de se propager aux membres de la famille, à la maison habitée par elle et aux personnes qui s'y rendent journellement pour leurs relations ou leurs affaires. »

C'est donc sans aucun retard, au moment même où son diagnostic est établi, que le médecin doit faire la déclaration.

C'est encore la nécessité d'agir immédiatement qui a rendu nécessaire la double déclaration. Si, en effet, le maire néglige ou refuse de prendre les mesures que commande la protection de la santé publique, il importe que le préfet, en vertu de l'article 99 de la loi du 5 avril 1884, puisse se substituer à lui. Il faut donc que l'administration départementale soit informée indépendamment de la municipalité. Elle le sera par l'intermédiaire du sous-préfet.

La déclaration reçue, que devra faire le maire? Que devra faire le sous-préfet?

Chaque mairie sera pourvue par vos soins d'un ou plusieurs exemplaires de mon arrêté du 23 novembre. Cet arrêté porte la liste numérotée des maladies dont la déclaration est obligatoire, et cette liste est conforme à celle qui sera imprimée sur la couverture du carnet des médecins. Le maire n'aura donc aucune peine à savoir quelle est la maladie dont un cas vient de se produire dans sa commune. Les maladies transmissibles ont fait l'objet d'une instruction générale du comité consultatif d'hygiène publique de France, et chacune d'elles l'objet d'une instruction spéciale. Le maire se reportera à ces documents et, par tous les moyens dont il dispose, il s'efforcera de faire exécuter les prescriptions qu'ils contiennent.

Il recommandera surtout de ne laisser approcher du malade que les personnes qui sont nécessaires pour le soigner et de détruire ou de désinfecter avec un soin extrême tous les objets ayant été en contact avec lui. Si le malade est pauvre, le maire jugera sans doute qu'il est de grand intérêt pour la commune, en vue d'éviter les contagions, de fournir gratuitement les désinfectants. Si la maladie déclarée est la variole, le maire devra faire connaître à ses administrés que la vaccination ou la revaccination est le seul moyen efficace d'empêcher la transmission du mal, et s'entendre avec un médecin pour que cette opération soit faite. Du vaccin animal sera, sur sa demande, immédiatement et gratuitement fourni par l'Académie de médecine.

En agissant ainsi, le maire ne fera d'ailleurs que « prendre les mesures nécessaires pour prévenir les épidémies » ce qui est un des devoirs que lui impose l'article 97 de la loi du 5 avril 1884.

Le sous-préfet devra veiller à ce que les instructions du comité consultatif soient entre les mains du maire et s'assurer que les prescriptions ci-dessus sont exécutées. Plus il s'occupera avec rapidité et d'une manière méticuleuse du premier cas d'une maladie transmissible, moins il aura à combattre d'épidémies.

Si plusieurs cas de la même maladie venaient à se produire, si ainsi un foyer épidémique était créé, le sous-préfet enverrait immédiatement sur place le médecin des épidémies. Il vous préviendrait, et, à votre tour, vous voudriez bien m'informer de toute épidémie qui aurait un caractère bien déterminé et me faire connaître en détail les mesures prises pour la combattre. Pour chaque cas particulier, j'examinerais avec vous la conduite à tenir.

Même en dehors des épidémies, vous observerez avec soin les déclarations faites par les médecins en exécution de la loi. Vous connaîtrez ainsi les localités dans lesquelles prévaut telle ou telle maladie. Cette étude sera pour vous la plus utile préparation à l'exécution future de la loi pour la protection de la santé publique dont le projet a été adopté par la Chambre des députés et qui est actuellement soumis aux délibérations du Sénat.

J'ai dit que chaque feuille du carnet devra porter un numéro permettant de connaître de quel praticien elle émane. Je vous prie de faire dresser une liste complète des docteurs en médecine, officiers de santé et sages-femmes exerçant dans votre département et de donner à chaque praticien un numéro. Un exemplaire de cette liste devra être remis à chacun de MM. les sous-préfets. Après l'avoir dressée, vous me ferez connaître combien vous désirez recevoir de carnets (chaque carnet comprendra vingt déclarations doubles).

Les autres dispositions de la loi du 30 novembre 1892, en tant qu'elles concernent l'exercice de la médecine proprement dit, ne me paraissent motiver de ma part, du moins pour le moment, que deux observations.

Vaccinations par les sages-femmes. — Aux termes de l'article 4, les sages-femmes sont autorisées à pratiquer les vaccinations et revaccinations antivarioliques. Depuis un grand nombre d'années, les sages-femmes font ces opérations. Tous les ans un certain nombre d'entre elles reçoivent des récompenses, des médailles sur la proposition de l'Académie de médecine pour leur zèle à propager la vaccine. Le législateur a tenu à consacrer cette pratique utile par une autorisation formelle.

Exercice de la médecine par les internes des hôpitaux et les étudiants en médecine. — L'article 6 permet aux internes des hôpitaux nommés aux concours, et aux étudiants en médecine dont la scolarité est terminée, d'exercer avec l'autorisation du préfet, la médecine pendant une épidémie ou à titre de remplaçant, de docteurs en médecine ou d'officiers de santé.

L'autorisation du préfet est limitée à trois mois : elle est renouvelable. « Cette disposition nous semble indispensable, disait M. le professeur Brouardel dans un rapport présenté au comité consultatif d'hygiène publique de France sur le projet de loi relatif à l'exercice de la médecine, actuellement, en temps d'épidémie, on fait appel au zèle de ces jeunes gens, on applaudit à leur courage, parfois on les récompense, et même quelquefois on les décore ; mais ils exercent illégalement ; on pourrait les poursuivre. Il en est de même dans le cas de remplacement d'un médecin temporairement empêché d'exercer. C'est en réalité la régularisation d'une situation parfois encouragée, souvent tolérée, quelquefois poursuivie. »

Si l'application des dispositions dont je viens de vous entretenir ou de toute autre partie de la loi du 30 novembre 1892 donnait lieu à des difficultés, vous voudriez bien m'en référer. Pour l'établissement des statistiques qui devront être faites ultérieurement et la publication des listes prévues aux articles 9 et 10, vous recevrez des instructions spéciales.

Recevez, etc.

APPENDICE

Loi du 15 juillet 1893 sur l'assistance médicale gratuite.

TITRE Ier

ORGANISATION A L'ASSISTANCE MÉDICALE

Art. 1er. — Tout Français malade, privé de ressources, reçoit gratuitement de la commune, du département ou de l'Etat, suivant son domicile de secours, l'assistance médicale à domicile ou, s'il y a impossibilité de le soigner utilement à domicile, dans un établissement hospitalier.

Les femmes en couches sont assimilées à des malades.

Les étrangers malades, privés de ressources, seront assimilées aux Français toutes les fois que le Gouvernement aura passé un traité d'assistance réciproque avec leur nation d'origine.

Art. 2. — La commune, le département ou l'Etat peuvent toujours exercer leur recours, s'il y a lieu, soit l'un contre l'autre, soit contre toutes personnes, sociétés ou corporations tenues à l'assistance médicale envers l'indigent malade, notamment contre les membres de la famille de l'assisté désignés par les articles 205, 206, 207 et 212 du code civil.

Art. 3. — Toute commune est rattachée pour le traitement de ses malades à un ou plusieurs des hôpitaux les plus voisins.

Dans le cas où il y a impossibilité de soigner utilement un malade à domicile, le médecin délivre un certificat d'admission à l'hôpital. Ce certificat doit être contresigné par le président du bureau d'assistance ou son délégué.

L'hôpital ne pourra réclamer à qui de droit le remboursement des frais de journée qu'autant qu'il représentera le certificat ci-dessus.

Art. 4. — Il est organisé dans chaque département, sous l'autorité du préfet et suivant les conditions déterminées par la présente loi, un service d'assistance médicale gratuite pour les malades privés de ressources.

Le conseil général délibère dans les conditions prévues par l'article 48 de la loi du 10 août 1871 :

1° Sur l'organisation du service de l'assistance médicale, la détermination et la création des hôpitaux auxquels est rattaché chaque commune ou syndicat de communes ;

2° Sur la part de la dépense incombant aux communes et au département.

Art. 5. — A défaut de délibération du conseil général sur les objets prévus à l'article précédent, ou en cas de la suspension de la délibération en exécution de l'article 49 de la loi du 10 août 1871, il peut être pourvu à la réglementation du service par un décret rendu dans la forme des réglements d'administration publique.

TITRE II

DOMICILE DE SECOURS

Art. 6. — Le domicile de secours s'acquiert :

1° Par une résidence habituelle d'un an dans une commune postérieurement à la majorité ou à l'émancipation ;

2° Par la filiation. L'enfant a le domicile de secours de son père. Si la mère a survécu au père, ou si l'enfant est un enfant naturel reconnu par sa mère seulement, il a le domicile de sa mère. En cas de séparation de corps ou de divorce des époux, l'enfant légitime partage le domicile de l'époux à qui a été confié le soin de son éducation ;

3° Par le mariage. La femme, du jour de son mariage, acquiert le domicile de secours de son mari. Les veuves, les femmes divorcées ou séparées de corps, conservent le domicile de secours antérieur à la dissolution du mariage ou au jugement de séparation.

Pour les cas non prévus dans le présent article, le domicile de secours est le lieu de la naissance jusqu'à la majorité ou l'émancipation.

Art. — Le domicile de secours se perd :

1° Par une absence ininterrompue d'une année postérieurement à la majorité ou à l'émancipation ;

2° Par l'acquisition d'un autre domicile de secours.

Si l'absence est occasionnée par des circonstances excluant toute liberté de choix de séjour ou par un traitement dans un établissement hospitalier situé en dehors du lieu habituel de résidence du malade, le délai d'un an ne commence à courir que du jour où ces circonstances n'existent plus.

Art. 8. — A défaut de domicile de secours communal, l'assistance médicale incombe au département dans lequel le malade, privé de ressources, aura acquis son domicile de secours.

Quand le malade n'a ni domicile de secours communal, ni domicile de secours départemental, l'assistance médicale incombe à l'Etat.

Art. 9. — Les enfants assistés ont leur domicile de secours dans le département au service duquel ils appartiennent, jusqu'à ce qu'ils aient acquis un autre domicile de secours.

TITRE III

BUREAU ET LISTE D'ASSISTANCE

Art. 10. — Dans chaque commune, un bureau d'assistance assure le service de l'assistance médicale.

La commission administrative du bureau d'assistance est formée par les commissions administratives réunies de l'hospice et du bureau de bienfaisance, ou par cette dernière seulement quand il n'existe pas d'hospice dans la commune.

A défaut d'hospice ou de bureau de bienfaisance, le bureau d'assistance est régi par la loi du 21 mai 1873 (articles 1 à 5), modifiée par la loi du 5 août 1879, et possède, outre les attributions qui lui sont dévolues par la présente loi, tous les droits et attributions qui appartiennent au bureau de bienfaisance.

Art. 11. — Le président du bureau d'assistance a le droit d'accepter, à titre conservatoire, des dons et legs et de former, avant l'autorisation, toute demande en délivrance.

Le décret du Président de la République ou l'arrêté du préfet qui interviennent ultérieurement ont effet du jour de cette acceptation.

Le bureau d'assistance est représenté en justice et dans tous les actes de la vie civile par un de ses membres que ses collègues élisent, à cet effet, au commencement de chaque année.

L'administration des fondations,dons et legs qui ont été faits aux pauvres ou aux communes, en vue d'assurer l'assistance médicale, est dévolue au bureau d'assistance.

Les bureaux d'assistance sont soumis aux règles qui régissent l'administration et la comptabilité des hospices, en ce qu'elles n'ont rien de contraire à la présente loi.

Art. 12. — La commission administrative du bureau d'assistance, sur la convocation de son président, se réunit au moins quatre fois par an.

Elle dresse, un mois avant la première session ordinaire du conseil municipal, la liste des personnes qui, ayant dans la commune leur domicile de secours, doivent être, en cas de maladie, admises à l'assistance médicale, et elle procède à la revision de cette liste un mois avant chacune des trois autres sessions.

Le médecin de l'assistance ou un délégué des médecins de l'assistance le receveur municipal et un des répartiteurs désignés par le sous-préfet, peuvent assister à la séance avec voix consultative.

Art. 13. — La liste d'assistance médicale doit comprendre nominativement tous ceux qui seront admis aux secours,lors même qu'ils sont membres d'une même famille.

Art. 14. — La liste est arrêtée par le conseil municipal, qui délibère en comité secret : elle est déposée au secrétariat de la mairie.

Le maire donne avis du dépôt par affiches aux lieux accoutumés.

Art. 15. — Une copie de la liste et du procès-verbal constatant l'accomplissement des formalités prescrites par l'article précédent est en même temps transmise au sous-préfet d'arrondissement.

Si le préfet estime que les formalités prescrites par la loi n'ont pas été observées, il défère les opérations, dans les huit jours de la réception de la liste, au conseil de préfecture, qui statue dans les huit jours et fixe, s'il y a lieu, le délai dans lequel les opérations annulées seront refaites.

Art. 16. — Pendant un délai de vingt jours à compter du dépôt,les réclamations en inscription ou en radiation peuvent être faites par tout habitant ou contribuable de la commune.

Art. 17. — Il est statué souverainement sur ces réclamations, le maire entendu ou dûment appelé, par une commission cantonale composée du sous-préfet de l'arrondissement, du conseiller général, d'un conseiller d'arrondissement dans l'ordre de nomination et du juge de paix du canton.

Le sous-préfet ou, à son défaut, le juge de paix, préside la commission.

Art. 18. — Le président de la commission donne, dans les huit jours, avis des décisions rendues au sous-préfet et au maire, qui opèrent sur la liste les additions ou les retranchements prononcés.

Art. 19. — En cas d'urgence, dans l'intervalle de deux sessions, le bureau d'assistance peut admettre provisoirement, dans les conditions de l'article 12 de la présente loi, un malade non inscrit sur la liste.

En cas d'impossibilité de réunir à temps le bureau d'assistance, l'admission peut être prononcée par le maire, qui en rend compte, en comité secret, au conseil municipal dans sa plus prochaine séance.

Art. 20. — En cas d'accident ou de maladie aiguë, l'assistance médicale des personnes qui n'ont pas le domicile de secours dans la commune où s'est produit l'accident ou la maladie incombe à la commune, dans les conditions prévues à l'article 21, s'il n'existe pas d'hôpital dans la commune.

L'admission de ces malades à l'assistance médicale est prononcée par le maire, qui avise immédiatement le préfet et en rend compte, en comité secret, au conseil municipal dans sa plus prochaine séance.

Le préfet accuse réception de l'avis et prononce dans les dix jours sur l'admission aux secours de l'assistance.

« Art. 21. — Les frais avancés par la commune en vertu de l'article précédent, sauf pour les dix premiers jours de traitement, sont remboursés par le département d'après un état régulier dressé conformément au tarif fixé par le conseil général.

Le département qui a fourni l'assistance peut exercer son recours contre qui de droit. Si l'assisté a son domicile de secours dans un autre département, le recours est exercé contre le département, sauf la faculté pour ce dernier d'exercer à son tour son recours contre qui de droit.

Art. 22. — L'inscription sur la liste prévue à l'article 12 continue à valoir pendant un an, au regard des tiers, à partir du jour où la personne inscrite a quitté la commune, sauf la faculté pour la commune, de prouver que cette personne n'est plus en situation d'avoir besoin de l'assistance médicale gratuite.

Art. 23. — Le préfet prononce l'admission aux secours de l'assistance médicale des malades privés de ressources et dépourvus d'un domicile de secours communal.

Le préfet est tenu d'adresser, au commencement de chaque mois, à la commission départementale ou au ministre de l'intérieur, suivant que l'assistance incombe au département ou à l'État, la liste nominative des malades ainsi admis pendant le mois précédent aux secours de l'assistance médicale.

TITRE IV

SECOURS HOSPITALIERS

Art. 24. — Le prix de journée des malades placés dans les hôpitaux aux frais des communes, des départements ou de l'État est réglé, par arrêté du préfet, sur la proposition des commissions administratives de ces établissements et après avis du conseil général du département, sans qu'on puisse imposer un prix de journée inférieur à la moyenne du prix de revient constaté pendant les cinq années.

Art. 25. — Les droits résultant d'actes de fondations, des édits d'union ou de conventions particulières sont et demeurent réservés.

Il n'est pas dérogé à l'article 1er de la loi du 7 août 1851.

Tous les lits dont l'affectation ne résulte pas des deux paragraphes précédents ou qui ne seront pas reconnus nécessaires aux services des vieillards ou incurables, des militaires, des enfants assistés et des maternités, seront affectés au service de l'assistance médicale.

TITRE V

DÉPENSES, VOIES ET MOYENS

Art. 26. — Les dépenses du service de l'assistance médicale se divisent en dépenses ordinaires et dépenses extraordinaires :

Les dépenses ordinaires comprennent :

1° Les honoraires des médecins, chirurgiens et sages-femmes du service d'assistance à domicile ;

2° Les médicaments et appareils ;

3° Les frais de séjour des malades dans les hôpitaux.

Ces dépenses sont obligatoires. Elles sont supportées par des communes, le département et l'Etat, suivant les règles établies par les articles 27, 28 et 29.

Les dépenses extraordinaires comprennent les frais d'agrandissement et de construction d'hôpitaux.

L'Etat contribuera à ces dépenses par des subventions dans la limite des crédits votés.

Chaque année, une somme sera à cet effet inscrite au budget.

Art. 27. — Les communes dont les ressources spéciales de l'assistance médicale et les ressources ordinaires inscrites à leur budget seront insuffisantes pour couvrir les frais de ce service sont autorisées à voter des centimes additionnels aux quatre contributions directes ou des taxes d'octroi pour se procurer le complément des ressources nécessaires.

Les taxes d'octroi votées en vertu du paragraphe précédent seront soumises à l'approbation de l'autorité compétente, conformément aux dispositions de l'article 137 de la loi du 5 avril 1884.

La part que les communes seront obligées de demander aux centimes additionnels ou aux taxes d'octroi ne pourra être moindre de 20 p. 100 ni supérieure à 90 p. 100 de la dépense à couvrir conformément au tableau A ci-annexé.

Art. 28. — Les départements, outre les frais qui leur incombent de par les articles précédents, sont tenus d'accorder aux communes qui auront été obligées de recourir à des centimes additionnels ou à des taxes d'octroi, des subventions d'autant plus fortes que leur centime sera plus faible, mais qui ne pourront dépasser 80 p. 100

ni être inférieures à 10 p. 100 du produit de ces centimes additionnels ou taxes d'octroi conformément au tableau A précité.

En cas d'insuffisance des ressources spéciales de l'assistance médicale et des ressources ordinaires de leur budget, ils sont autorisés à voter des centimes additionnels aux quatre contributions directes dans la mesure nécessitée par la présente loi.

Art. 29. — L'Etat concourt aux dépenses départementales de l'assistance médicale par des subventions aux départements dans une proportion qui variera de 10 à 70 p. 100 du total de ces dépenses couvertes par des centimes additionnels et qui sera calculée en raison inverse de la valeur du centime départemental par kilomètre carré, conformément au tableau B ci-annexé.

L'État est en outre chargé :

1° Des dépenses occasionnées par le traitement des malades n'ayant aucun domicile de secours ;

2° Des frais d'administration relatifs à l'exécution de la présente loi.

TITRE VI

DISPOSITIONS GÉNÉRALES

Art. 30. — Les communes, les départements, les bureaux de bienfaisance et les établissements hospitaliers possédant, en vertu d'actes de fondations, des biens dont le revenu a été affecté par le fondateur à l'assistance médicale des indigents à domicile, sont tenus de contribuer aux dépenses du service de l'assistance médicale jusqu'à concurrence dudit revenu, sauf ce qui a été dit à l'article 25.

Art. 31. — Tous les recouvrements relatifs au service de l'assistance médicale s'effectuent comme en matière de contributions directes.

Toutes les recettes du bureau d'assistance pour lesquelles les lois et règlements n'ont pas prévu un mode spécial de recouvrement s'effectuent sur les états dressés par le président.

Ces états sont exécutoires après qu'ils ont été visés par le préfet ou le sous-préfet.

Les oppositions, lorsque la matière est de la compétence des tribunaux ordinaires, sont jugées comme affaires sommaires, et le bureau peut y défendre sans autorisation du conseil de préfecture.

Art. 32. — Les certificats, significations, jugements, contracts, quittances et autres actes faits en vertu de la présente loi et exclusivement relatifs au service de l'assistance médicale, sont dispensés du timbre et enregistrés gratis lorqu'il y a lieu à la formalité de l'enregistrement, sans préjudice du bénéfice de la loi du 22 janvier 1851 sur l'assistance judiciaire.

Art. 33. — Toutes les contestations relatives à l'exécution soit de la délibération du conseil général prise en vertu de l'article 4, soit du décret rendu en vertu de l'article 5, ainsi que les réclamations des commissions administratives relatives à l'exécution de l'arrêté préfectoral prévu à l'article 24, sont portées devant le conseil de préfecture du département du requérant et, en cas d'appel, devant le conseil d'Etat.

Art. 34. — Les médecins de service de l'assistance médicale gratuite ne pourront être considérés comme inéligibles au conseil général ou au conseil d'arrondissement à raison de leur rétribution sur le budget départemental.

Art. 35. — Les communes ou syndicats de communes qui justifient remplir d'une manière complète leur devoir d'assistance envers leurs malades peuvent être autorisés par une décision spéciale du ministre de l'intérieur, rendue après avis du conseil supérieur de l'assistance publique, à avoir une organisation spéciale.

Art. 36. — Sont abrogées les dispositions du décret-loi du 24 vendémiaire an II, en ce qu'elles ont de contraire à la présente loi.

TABLE DES MATIÈRES

TABLE ANALYTIQUE

APPENDICE

TABLE ALPHABÉTIQUE

Les chiffres se réfèrent aux numéros du commentaire.

Imp. Mazereau. — Tours. — E. Soudée, Successeur.

www.ingramcontent.com/pod-product-compliance
Ingram Content Group UK Ltd.
Pitfield, Milton Keynes, MK11 3LW, UK
UKHW022103260726
13993UKWH00001B/296